有機減重

開門七件事的自然養瘦法

向學文 著

前言

有機減重，就是實踐簡化生活

這是一本以減重為主題，希望能為大家減去體重過重、腳步沉重、體味重、口氣重、心事重重、粉底厚重、壓力深重的書。

書中所主張的有機減重，根植於有機的核心價值：多元、永續。期許透過不同層面、角度的觀察與思考，欣賞、包容身體各器官的價值、獨特性，兼顧宇宙大自然一切互相影響、協調共濟的基礎，和大家分享有機減重的理念。

在多元的部分，提供多種訊息、資源與不同選項，並有可促進好心情、有助減重的各項方法，於提升整體健康的同時，成功減重。首先，從七大元素與身體部位之間的關係開始了解，搭配可強化身心連結的心法。接著，輔以天然食材，和兩種減重行動做進一步協助。同時，也以身體七大能量中心來搭配相應的適用精油，使減重不再受苦、自虐，跳脫僅是機械、公式化的少吃多動，計較卡路里。

欣喜的是，承自第一本書《有機美人》的風格，莎拉心廚房繼續出菜。藉著手作料理的用心和溫度來照顧身體，細心體察身體的變化和感受，為自己調整體質。

永續方面，以尊重天與地，並相信身體擁有完整免疫系統，能自行恢復平衡的自癒力為前提。在和諧合一的生活中，允許自己放輕鬆，保持積極、正面的快樂想法，善待身體，認知每一部位的重要性，全然信任身體自有智慧。當心緒處於穩定、平靜，身體感受到安全時，自然的回應就是解除警備、卸下防衛。如此一來，我們就可以真實體驗到無須費勁、不必使力的減重，且不復胖。

減重，是一個去蕪存菁的過程，很像挖寶，也是丟垃圾。有機減重，就是實踐簡化生活，博觀約取、厚積薄發的完美呈現。

目前，無論是超重破表、還是肚凸腰粗，都請視為暫時的狀態，相信一切都有機會改變、突破，更臻美好！祝福大家都能在豐盛滿足中，經歷全新又有趣的有機減重、輕鬆瘦身。

推薦序

享受生活和飲食，身體就會「享瘦」

認識學文，是她剛從美回臺，我受邀到新竹ＩＣ電臺，錄製她所主持的節目，當時我就發現她很特別。

後來發現她不但多才多藝，而且對於目標全力以赴，尤其在健康、美麗、飲食、環保方面，有獨到之處。在她精緻外表之下，我們可以在書中，看到許多巧思，隱藏於字裡行間。在細微處，讀者可以發現這是一本很有質感的書。

在減肥市場上，美國人一年花費六百億美金，臺灣人每年花掉六百億臺幣，這真是不必要的巨額浪費！許多人花錢傷身，反覆減肥，卻老是失敗，就是因為方法錯誤，緣木求魚。

想要減肥成功，其實不需要高深的理論，也不需要昂貴的藥丸，更不需要難吃的代餐，只要懂得如何生活，注重食物的質，而不是食物的量，在身、心、靈之間，取得平衡，而不依賴食物的慰藉，體態自然就會輕盈，體脂自然就會下降。

這本書談的不只是減重，而是一種生活態度。它教人如何用正確的態度，去面對周遭的食材與事物，使生活和飲食，成為一種「享受」，自然而然，身體就會「想瘦」，最後就會達到「享瘦」。希望這本書，對大家有幫助，永保健康、美麗、長壽！

臺灣全民健康促進協會理事長、美國自然醫學博士 **陳俊旭**

自序

破蛹而出，展翅飛舞的自由輕盈

在這一千多個作繭自縛的日子裡，我重新認識自己，從心接受自己。真的瘦了！生平首次感到纖細苗條，就發生在丟掉體重計、跟自己和好之後，剛巧是即將到來的五十歲生日之前。

遠從十五年前決定寫書的那一刻，我的生活起了大變化。接著，腦海中出現以減重為主題的靈感時，生命更是開始全面翻轉！對於減重這件事，我花了大把時間抗拒、躲避，真希望可以就此逃開，和自己無關。

然而，有趣的是，自己早已在不知不覺間，滑進了減重的航道，經歷每一段過程和心理狀態。聽說，我的胖，是有歷史的！打從娘胎裡，親友鄰居們都估計著鐵定是對雙胞胎，結果跌破眾人眼鏡，只生出我這個逾五千公克的胖孩子。自那一刻起，胖就成了理所當然、根深蒂固的自我形象，不僅從未有過二心，就連小名「娃娃豬」也沿用至今。

雖說，小時候胖不是胖，可難免時有衣物遮掩不易的糗態。再加上減重成了全民關注，只要能在短期內爆瘦、狂甩幾斤肉，馬上就成為頭條、焦點！就是這樣，老是計較著腰瘦、穿衣服顯瘦的自己，也被捲進了減重漩渦。只是，為何減重必得時時警惕、長期煎熬？復胖，卻總是防不勝防且加倍奉還！

我認真惦記著自己的體重，反覆思索三餐飲食、生活起居，種種細節與習慣對體重的影響，也靜觀每一心思意念，在生起存滅之間跟體重的關係。於是，我選擇回復最簡單、樸實的生活基本功夫，近距離的與自己相處，傾聽身體的感受。透過買菜燒飯洗衣擦地，一切自理、儘量以手作的生活方式來照顧身體，找到身心合一的親密感和自由自在。如同拼圖一般的探索、學習、體驗，加上實踐。我又驚又喜的推翻，自己一直將肉多不瘦的身形歸咎於天生骨架大。結果，事實竟非如此，真是自誤多年啊！轉身一變，我輕鬆套上尺寸2號的漂亮衣裳。關於減重，琢磨半生，算是有點兒眉目，值得。

此時此地，「作繭自縛」在我心中提升，從略含貶意，變成了讚辭，像是宣告一個必將實現的承諾。因為有本事作繭自縛，自然就有能力破蛹而出，展翅飛舞。

三年，可以發生的事，很多很多！我在此衷心感謝減重路上遇到的好人、好書、好事，所成全出來即將在大家眼前展現的轉化與蛻變，謝謝大家，祝福滿滿。

目錄

Chapter 1 柴

Chapter 2
米

Chapter 3
油

Chapter 4

鹽

Chapter 5

醬

Chapter 6 醋

Chapter 7
茶

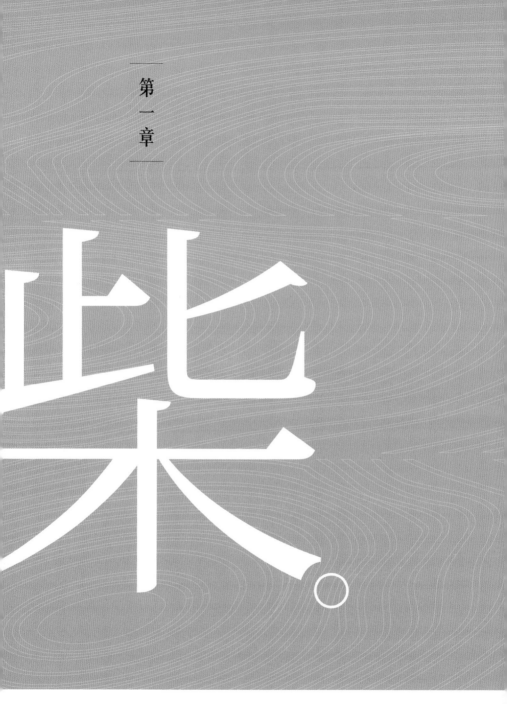

第一章

柴。

為生命添上薪柴，即是為身體加溫，提高循環代謝力。

身體加温，
告別下半身肥胖

體溫是減重的關鍵

正視體溫和減重的關係，幫助我突破減重的撞牆期，這些年面對身形有如溜溜球般上下滑動的狀況，特別是在調整下半身贅肉及臀、腿畏寒的經驗，深刻體會到溫度可自然消融多餘體脂肪，也順利解除了長久以來不喜歡穿裙子的原因。體溫決定減重的成敗。我不禁想起曾經和友人一起參與調查土壤殘留的經驗。進行翻土前，會先挖洞測量溫度，大約每十公分量一次溫度，令人驚訝的是，當下探到近三十公分處時，土壤溫度遽降，和當時地表的竟相差有五度之多！意味著，這區的冷硬土壤是農藥、化肥積存殘留的「肥毒層」，需要排除乾淨，待土壤變得溫暖、鬆軟，地力恢復時才能開始種植。

人體可藉著體溫來了解身體的健康狀態，是減重時極為重要的管理指標。現代生活中的冷氣、冰箱，再加上生冷飲食、清涼穿著，是間接造成體溫偏低、體重破表的幫兇。尤其是當身體接觸到冰冷時，為了保存體內熱量來維持溫度，會立刻出

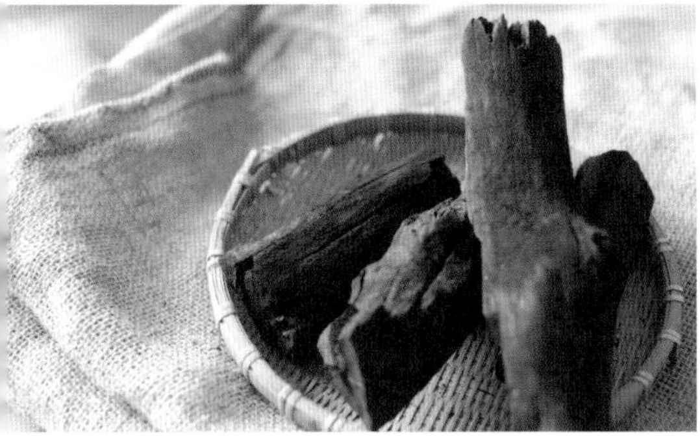

現血管收縮、毛孔緊閉的反應，因此造成皮膚粗糙、肌肉無力、骨頭僵硬，行動舉止失去靈活度，整個人也顯得蒼白、倦怠、了無生氣。由此可見，體溫對人體的影響是如此全面、深入，絕對是值得專注心力的減重關鍵。

打造雙腿、臀部的美麗曲線，請務必抱著整體經營、精雕細琢的態度。屬於下半身的臀腿部位，約佔人體身高比例的一半，絕對不容輕忽。從臀部、大腿、膝蓋、小腿直到腳底，是人體肌肉分布最多的區域，心臟就是靠著下肢肌肉的收縮、擴張來克服地心引力，使血液回流，完成血液循環，同時也在這個過程中不斷產熱。所以，小腿肌肉有「第二個心臟」之稱，因此下半身臀腿的保養，將著重在體溫和肌肉兩者的同步提升。

善用紅色如火的陽性能量也可以促進血液循環，睡眠時建議穿紅色的睡衣或內搭褲。平日在大腿上放溫水袋，可以溫暖臀部與大腿，能有效緊實鬆弛並減少橘皮組織的產生。

鍛鍊
足部肌肉

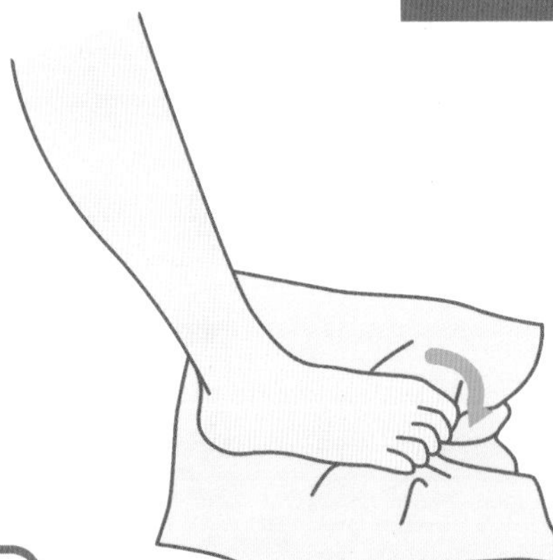

腳趾抓毛巾

①放一塊毛巾在地上。
②坐好，打赤腳，腳跟固定著地。
③盡量將腳趾頭張開，夾抓住毛巾。
④兩腳可同時或輪流進行，每天約做 10-15 分鐘即可。

功效

可以訓練腳趾、腳背和小腿的肌肉，促進足部血液循環，對於雙腳的冰冷與腫脹有很好的改善效果。

乾刷腳底

①以鬃毛刷或絲瓜絡乾刷腳底皮膚。

功效

可以去除老舊角質層，有助釋放壓力，促進血液循環，排毒、升溫，使肌肉放鬆。

鍛鍊小腿肌肉

反勾腳跟

①坐好，上身放鬆並且保持直立，膝蓋併攏，雙手放在大腿兩側。
②抬起左腿，伸直與地面平行，保持上半身與腿部的平衡。
③左腳腳尖用力朝身體方向勾起，3-5 秒後放下。
④換右腿重複相同姿勢，如此算一次完整動作。
⑤每天做 10-20 次。

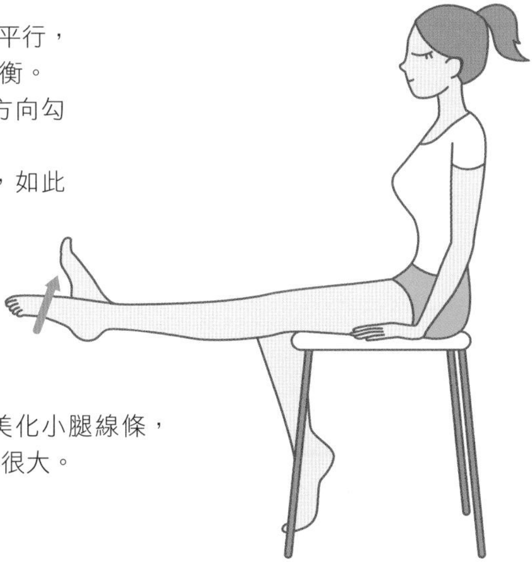

功效

活化、緊實小腿肌肉，美化小腿線條，對小腿冰冷、瘦腿的幫助很大。

按壓承山穴

功效

承山穴具有去濕消腫，解除腳抽筋的效果。

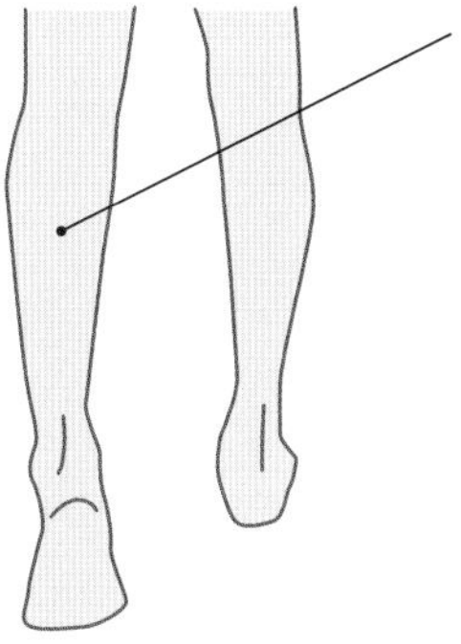

位置

位於小腿後面，踮腳後跟時，小腿肌肉隆起的下方凹陷處。

天然瘦身食材
肉桂

肉桂，是我幼年愛不釋手的零嘴，也是不會對身體造成負擔的甜食！

小時候家裡經營福利社，父母照顧生意，兄姊上學，我則成了閒得發慌的無事人，只能乖乖聽話待在母親的視線範圍內，繞著高擺在櫃檯上大玻璃罐裡各式誘人糖果打轉。時常，爸爸會為我解饞，打賞一小片肉桂，讓我心滿意足的自己搬個小凳兒坐好，安靜的瞇著眼咀嚼這香甜帶辣，好吃到令人放不下的滋味！

到了舊金山，從感恩節開始的南瓜派、蘋果餅、薑餅人、肉桂捲、到聖誕節喝的蛋酒、熱紅酒、熱蘋果肉桂茶、卡布奇諾咖啡，空氣中飄散著濃厚的肉桂香氣，感覺沉浸在熱呼呼的幸福中，似乎離家不遠。

自古以來，肉桂的芬芳令人感到喜悅、溫暖，具有安撫的力量，是許多祝禱祈福、祭祀焚香儀式中必備的香料。舊約聖經的出埃及記，詳述上帝曉諭摩西製作潔淨祭司與聖所內一切

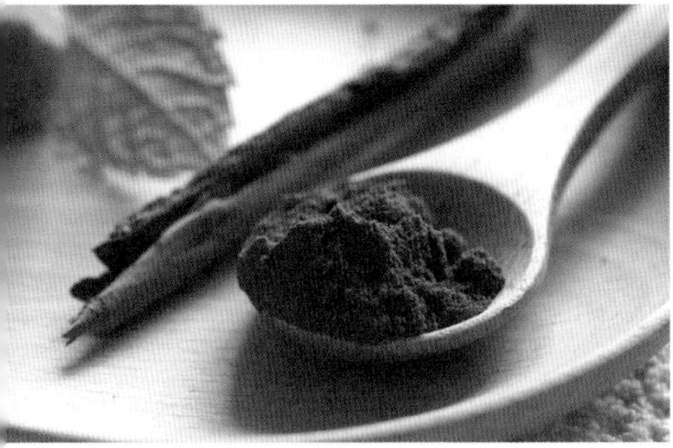

器具的聖膏油（Sacred Anointing Oil），肉桂就是其中的香料之一。此外新約聖經的箴言、雅歌，也都記載著肉桂的聖潔香氣。

除了宜人的氣味，肉桂有鉀、鈣、錳、鐵、鋅、鎂等豐富礦物質，可增添食物風味，是非常好的調味聖品。營養學研究指出，肉桂低卡、高纖，其活性成分中所含的類黃酮，是最好的抗氧化劑，抗發炎的能力非常好，可減少身體因慢性發炎而引起的肥胖，並可促進消化、穩定血糖、調節胰島素，延長飽足、減少空腹感。並且，肉桂具有促進生熱的功效，能夠提升體溫，加速新陳代謝，燃燒體內多餘熱量，避免脂肪堆積。肉桂不僅是種百搭的完美調味香料，更是減重的秘密武器。

肉桂這種香料，帶有可強化自我的特質，讓我們面對壓力與指責時，有勇氣說不。某個角度，肉桂像是減重的盟友，它可以幫助我們增加自信心，讓信念更堅定。它散發出的力量，可為我們吸引相契、有共識的朋友結伴同行，互相支持。

肉桂種類繁多，目前臺灣較普遍的是錫蘭肉桂，以及產自越南，等級較高的清化桂。肉桂的外型是暗紅褐色的樹皮，取自肉桂樹的莖皮，越接近內部油層所製成的肉桂品質越珍貴。磨成細粉末的肉桂粉，有效成分易揮發，直接用來沖泡、調味較好，燉煮湯品建議用肉桂片，肉桂棒適合用來攪拌咖啡、巧克力。

其實，使用肉桂並非異國料理專有的特色，東方佳餚裡也多有肉桂的一襲香氣，像是家常料理中常見的滷包、五香粉、咖哩粉，裡頭都有肉桂調味。以肉桂入菜，是取其溫熱去寒的屬性，能有暖脾胃、活血、補氣等功效，此刻光是想像肉桂的氣味，就充滿溫度、熱力的感覺。平日飲食，減少用糖，以肉桂取代，享受甜食美味的同時，卻沒有糖的卡路里。真是飽足了胃，也暖活了身體，讓減重更順利。

肉桂的好，還包括它的抑菌效果，是天然的防腐劑，古埃及人會使用肉桂來製作、保存木乃伊。肉桂除了可以添加在各種食物，如蛋糕、餅乾、滷味、香料之外，乾燥花草裡也常用它作保鮮防腐。很值得一提的是，如今市面很多的皮膚保養品，都添加肉桂的甜香氣味和功效，含有肉桂精油的洗髮精，更是充分發揮了肉桂的活血效果來滋養頭皮、髮根，以及抑菌功能來減少頭皮屑。保健牙齒，也多了肉桂牙膏這個新選擇，使口腔健康、口氣清新，自然減少吃零食的欲望，對減重也大有幫助。

肉桂散寒、保暖的特性，還有私家妙用！減重期間，若有臉色不夠紅潤、手腳冰涼、怕

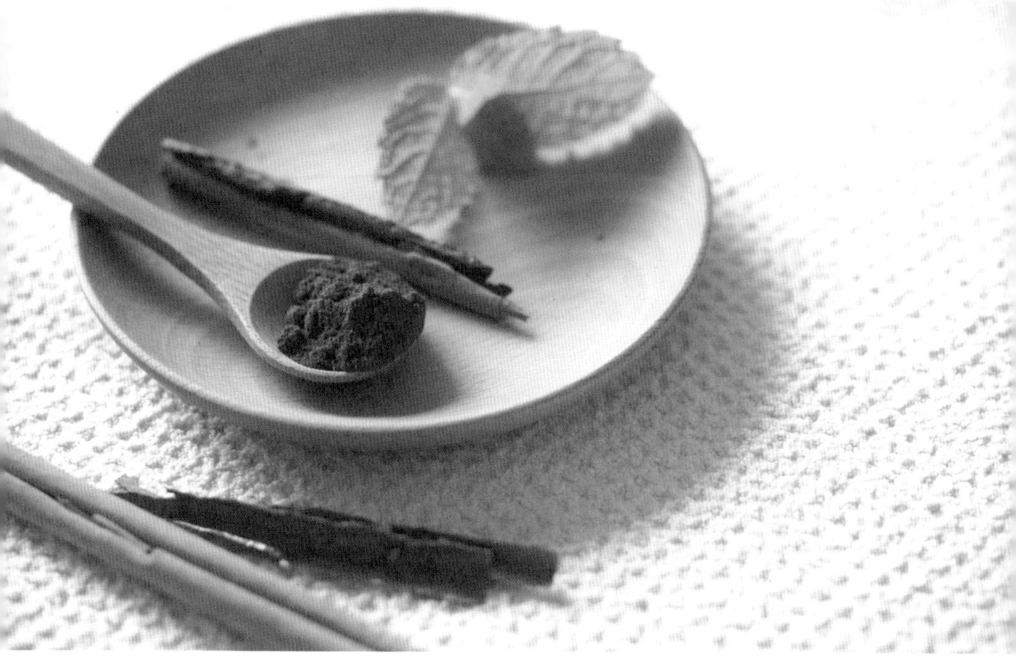

冷畏風的情況時，可以為自己準備一碗內外兼服的肉桂燕麥粥。如果得外出工作，想將這股暖意擁在懷裡，持續為身體保溫，可將會發熱的肉桂，加入用天然食材自製的環保暖暖包中。肉桂不但可以讓暖暖包的熱度持久，其中所含的肉桂香氛，還有增進活力、強化免疫力的作用。夜裡，帶著肉桂暖暖包的熱度，溫暖香甜抱滿懷，即使寒夜也能安眠，一覺到天亮。

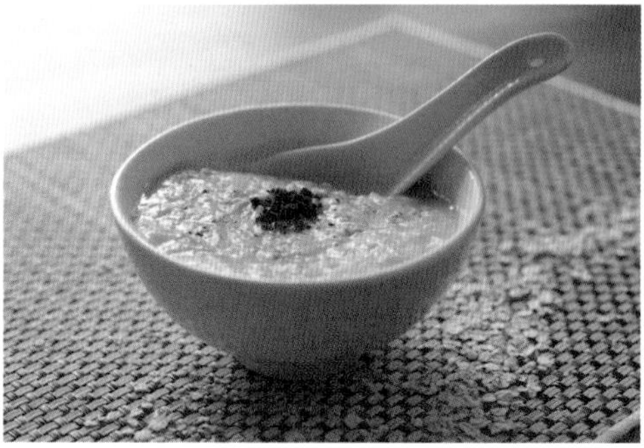

莎拉心廚房

肉桂燕麥粥（二至四人分）

— 材 料 —

水　3 杯 (約 720cc)

燕麥　1 杯 (240ml)

肉桂粉 (煮熟後再灑)　1/4 茶匙

— 做 法 —

1. 將所有水和燕麥放進鍋子裡，大火煮沸後，轉小火繼續加熱 10-15 分鐘。
2. 熄火，蓋上鍋蓋。
3. 靜置 1 小時後食用，更濃稠好吃。
4. 灑上肉桂粉，即可享用。

肉桂燕麥膚泥

— 做 法 —

1. 預留一小碗的肉桂燕麥粥，再加上牛奶和維他命 E 油攪拌均勻。
2. 雙腳都塗抹上肉桂燕麥敷泥。
3. 同時喝碗肉桂燕麥粥，內外加熱，不到一會兒工夫就感受得到溫熱。
4. 大約 10 分鐘後，先以面紙將敷泥擦拭乾淨，再用水沖洗。

— 功效 —

敷過體膜後，不僅肌膚會變得柔潤，原本手腳冰冷的問題，也能獲得改善。

叮嚀

肉桂是有益健康、有助減重的香料，適量的加一點點在食物中，每日一茶匙，效力已足夠。

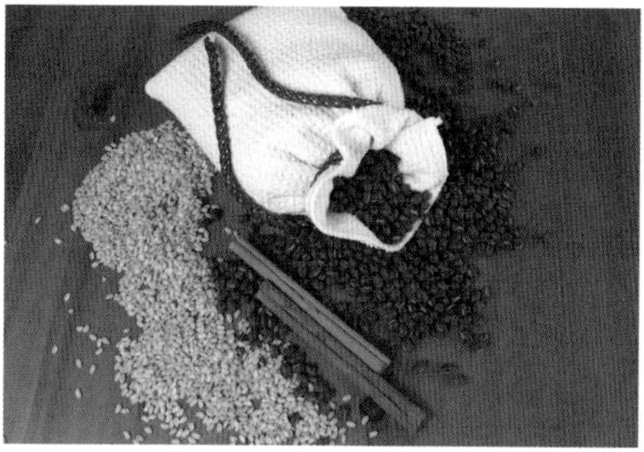

環保暖暖包

— 材 料 —

生紅豆、米或燕麥，以及肉桂粉或碎粉末。

毛巾、布手套等棉布料。

— 做 法 —

1. 可以用毛巾、棉布或新的布手套、長筒棉襪來縫製袋子。
2. 在袋子中裝入紅豆、米或燕麥，以及肉桂粉等天然食材。
3. 將開口處直接以繩線繫緊，暖暖包即完成。
4. 接著將暖暖包加熱。可放入微波爐，用中火微波 2-3 分鐘。
5. 或用電鍋加熱亦可，加熱前先用碗裝好，再蓋上一個盤子，以免加熱時水氣浸濕暖暖包，接著放入電鍋中，用 1/2-1 杯水，蒸熱即可使用。
6. 剛熱好的暖暖包，溫度可達約攝氏 60 度，40 度以上的溫度可持續 1 小時以上。

— 功效 —

加入肉桂的環保暖暖包，不但有助保暖，還能強化免疫力、提升活力。

叮嚀

暖暖包可能會用到微波爐加熱，或因暖暖包的熱蒸氣會造成生鏽，因此絕對不可有金屬物質，譬如以釘書針縫釘開口。

天然瘦身食材
薑

辣，已然等於身材好、曲線曼妙的同義詞，誠如辣妹、辣媽，就是對女人的讚美一般！辣，是減重過程中必定會遭遇到的觸感或是痛覺，火辣辣的熱度，不論是身體按摩、泡浴，還是瘦身料理，直接強烈的燃燒脂肪，瞬間逼汗排水，大家都痛快受之！而越老越辣的「薑」，更是減重瘦身食材中的名角兒，無可取代的傳奇。

薑的歷史久遠，可追溯至五千年前，原產於東南亞，印度、馬來西亞一帶的多年生草本植物，中國人種植薑、善用薑，以此做保健、醫療，已超過兩千年。最懂得食薑的名人，理當是西元前五百年，距今約兩千五百多年前東周春秋戰國時期的孔子，從其「不撤薑食，不多食」的習慣，即可窺見孔子深諳食薑好處的事實。

薑有嫩薑和老薑之分，嫩薑水分多、脆嫩，辛辣味不強，盛產於夏秋兩季，可切絲配菜生食，也能用鹽、醋、醬、糟醃製開胃小菜，或蜜釀糖漬成薑飴、薑片，不僅健脾，還可助口

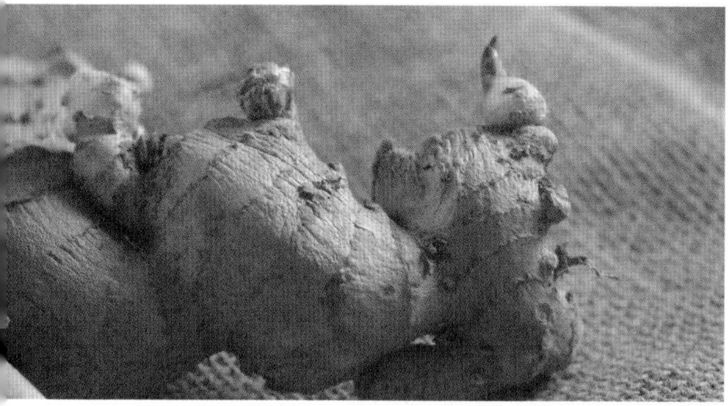

氣清新。入冬後收成的老薑，所含的薑辣素多，更適用於去腥、助消化、解毒和祛寒。

能與減重搭檔，屢奏奇功的就是這新鮮夠辣的老薑，也稱生薑。有如《神農本草經》所云：生者尤良。因為，嫩薑屬性偏涼、乾薑溫裡，都不如生薑具有熱辣發散的功效，可促進末梢血液循環、溫暖四肢、增強代謝、燃燒脂肪，進而減輕體重。

這些日子，專注著整理好吃的薑料理與瘦身食譜，才發現，生薑真的不得了，是穿越古今、橫跨東西的國際級優質食材！美國獨立戰爭期間，士兵口糧裡就備有生薑，藉以祛寒、減少腸胃不適與感染，保存戰力，方可贏得最後的勝利。數百年後的今日，薑汁汽水、薑汁啤酒、薑餅人，仍受到普遍歡迎。

另有一種薑醋糖蜜水（Switchel），早在美洲殖民地時，就是農夫在夏末秋初，炎熱高溫下收割時所喝的飲料，可以迅速解渴、防止中暑虛脫、保護腸胃，並可調節體內電解質和酸鹼平衡，補充體力，稱得上是當時的運動飲料。

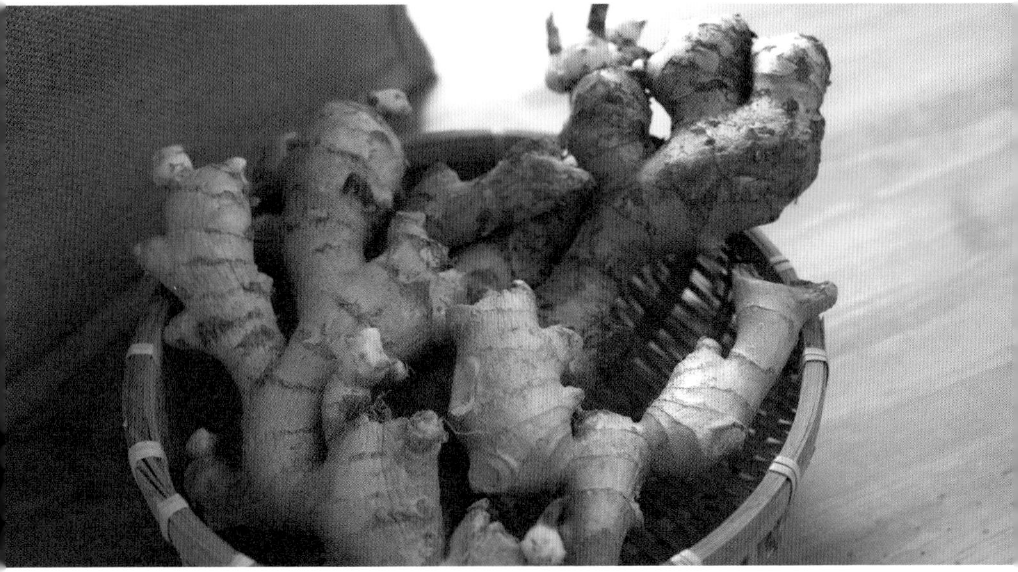

近年來，在注重養生的風潮下，生薑發汗、散熱、排毒的特性再次受到重視，薑醋糖蜜水成了時下流行的能量飲品。在步行或運動時隨身攜帶薑醋糖蜜水，可以有效維持體內水分和營養。時間再拉到二〇〇六年，知名影星安潔莉娜・裘莉（Angelina Jolie）遠赴非洲西南部的納米比亞（Namibia）生產，產後極速瘦身、恢復苗條，接受採訪時聲稱是產後即開始飲用當地人推薦的薑蒜茶所得之奇效。不禁想起一道在舊金山港式茶樓吃過的廣東傳統月子餐——薑醋豬腳蛋，頗有異曲同工之妙，也突顯出，不論是孕期或產後復原，生薑是婦女調養最好的天然食材。只要有生薑的幫助，產後輕鬆瘦身絕對不成問題！

有趣的是，決定分享生薑的主因，竟是來自一個意外的成功減重經驗。W是公司的資深業務，非常有毅力的一位六十多歲長輩，每到冬季就深受關節痛之苦，實在不捨一次次見他忍痛跛行、無法握筆的煎熬。由於深知薑的止痛效果，我斗膽建議在不違背醫師給藥治療的狀況下，試試喝薑茶、吃薑糖，再輔以薑泥外敷。沒多久時日，就看到W的滿面笑容，接著幾個禮拜的年節假期之後，再見到W，眾人驚呼他瘦了，肚子上那顆大蘋果不見了！答案揭曉，家族團聚旅途中，他繼續喝薑茶、吃薑糖，不但身體不痛，還充滿活力的參與一切活動，然後，就這麼快樂的瘦了！

生薑的好處真多，周全照顧，協助身體在穩定、健康的狀況中，逐漸回復輕盈體態，同時還有使腦筋清醒，提振心神的效果，完全呼應了南宋朱熹在《論語集注》中所說：「薑能通神明，去穢惡，幫不撤。」更進一步的為孔子替生薑做了美好的印證。

叮嚀

1. 薑是辛辣刺激物，適度而食，每日建議攝取量以一茶匙（TSP） 3-5克為宜。
2. 體質熱或是眼睛乾澀、分泌物多，青春痘、口氣重、喉嚨發炎腫痛時，不宜食薑。
3. 早上吃薑最好，中午以後不吃薑。

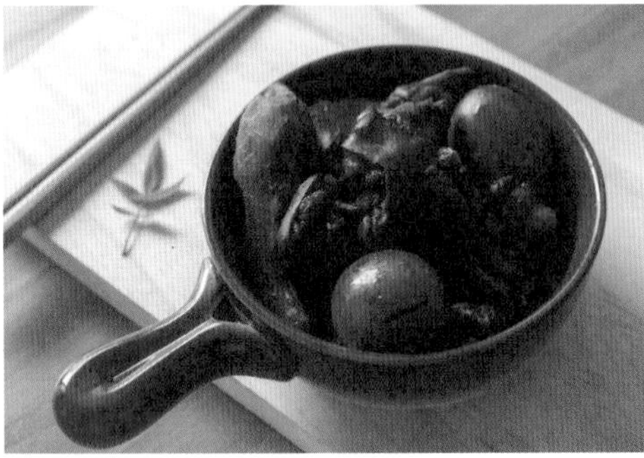

莎拉心廚房

薑醋豬腳蛋（一至兩人分）

— 材料 —

生薑　分量視個人的辣度而定
黑甜醋　3 瓶（350-500cc）
雞蛋　6-8 個
豬腳　1 隻
陶鍋或瓷鍋（金屬鍋遇醋會腐蝕，不適合）

— 做法 —

1. 生薑洗淨，連皮切大塊，拭乾水分，用刀輕拍碎散（薑皮驅風利水，可以不削皮）。雞蛋洗淨蛋殼，豬腳洗淨汆燙。
2. 先用乾鍋以小火把生薑水分炒乾，把生薑煸出香味。
3. 黑甜醋倒入陶鍋，中大火煮滾。（若覺甜醋太甜，可 2 瓶甜醋加 1 瓶黑醋做勾兑調整）
4. 放入生薑，再煮滾，轉小火續煮 10 分鐘。
5. 汆燙好的豬腳放入醋湯中，滾沸後，轉小火慢煮至熟軟（約 1.5-2 小時）。
6. 豬腳滾沸時，輕輕把洗淨的帶殼生雞蛋全數下鍋，雞蛋連殼一起跟薑醋豬腳煮，蛋殼中的鈣質與礦物質都會融在醋裡，被豬腳吸收。再煮約 30-45 分鐘即完成。

叮嚀

1. 薑和醋的量，可依喜好增減。
2. 醋湯的量要浸過豬腳和雞蛋。
3. 產婦坐月子可每天吃一碗，一般人保養可 10 天吃一次。

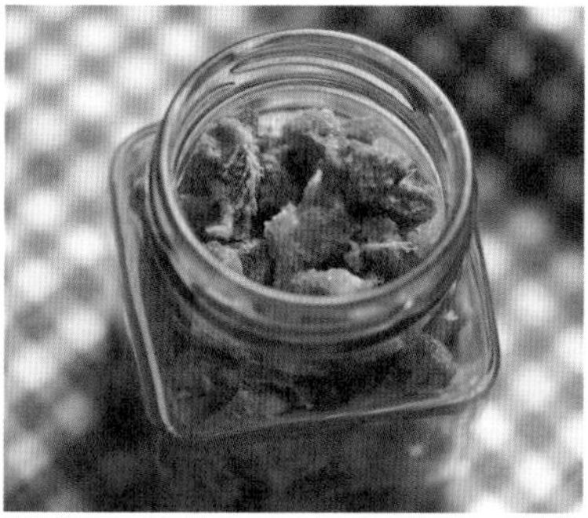

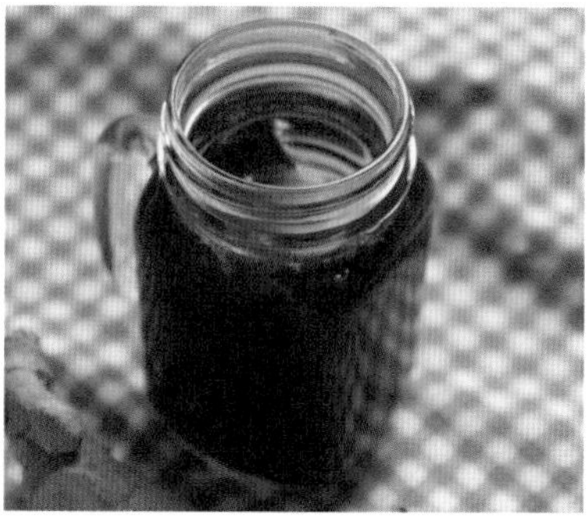

水晶薑糖

— 材料 —

生薑　1 大塊
（選擇纖維不多的新鮮老薑）
二號砂糖　600g
水　4 杯（960cc)

— 做法 —

1. 薑削皮、切小塊，放入鍋中，加入 4 杯水，滾沸後，轉小火續煮約 45 分鐘至薑塊熟軟。
2. 取出煮軟的薑塊，瀝乾，薑汁倒出，留存一旁備用。
3. 薑塊秤重，摻和等量的二號砂糖及 50ml 的薑汁一起入鍋，二砂煮沸融化成糖漿，繼續小火慢熬約 30 分鐘，讓水分完全蒸發，結晶成糖粒。
4. 將沾滿糖粒的薑塊放涼，可再輕灑一層薄薄的二號砂糖，好吃的水晶薑糖就完成了。

薑醋糖蜜水

— 材料 —

蘋果醋（Apple Cider Vinegar）
2 大匙（TBSP）
黑糖蜜（或楓糖漿、蜂蜜、黑糖亦可，甜度可依個人喜好微調）
4 茶匙（TSP）
薑粉　1/4 茶匙（TSP）或切碎的生薑細末　1 茶匙（TSP）
熱開水　1 杯（240cc）
有蓋的玻璃瓶　1 個

— 做法 —

1. 所有的材料一起倒入罐子或玻璃瓶中。
2. 蓋好後，室溫靜置或冷藏均可，2 小時後的口感最好。
3. 飲用前請先以細篩或紗布過濾薑末，或直接搖晃、攪拌均勻即可飲用。

黑胡椒精油

體溫之於減重的影響，至大至鉅！若能做好保暖工作，簡直就是成功一半！

雙腿因為有著全身最大、最有力的肌肉，所以能夠支撐整個身體的重量，而體溫的產生與維持又多半仰賴肌肉。因此，雙腿和足部是最需要熱血、熱情、熱力的部位。

針對升溫保暖這個重點，選用屬於陽性，帶有紅色火熱特質的黑胡椒精油，溫暖活化雙腿的冷縮僵硬，消融脂肪團塊和橘皮組織，轉換熱能、站穩腳跟，連結大地之母、根植於無窮無垠。

熱情洋溢的黑胡椒精油，蒸餾提煉自外表乾皺黑小、氣息嗆辣，曾價值連城、比黃金還貴的香料之王——黑胡椒的顆粒。如今，家家戶戶餐桌上必備之調味香料罐裡也絕少不了黑胡椒，它擁有暖胃、助消化，促進血液循環、驅風、發汗、去水腫、抗菌、抗氧化等功效，並可紓解肌肉痠痛、放鬆情緒。根據記載，印度僧侶在漫長的托缽行腳中，會以口含幾顆黑胡椒來增加耐力、能量。海事考古學家也發現，十七世紀的水手都會隨身必備一小袋珍貴的黑胡椒，克服途中風寒艱險，充分發揮黑胡椒的好處。同樣的，我們在減重期間所需要的鼓勵、安慰與保護，黑胡椒精油也是面面俱到。

黑胡椒精油就是集菁萃之濃縮，其辛香具穿透力的氣味，來自胡椒鹼成分，可分解脂肪，防止脂肪堆積，並升高體溫以利燃脂，是減重的大功臣。同時，研究氣味減肥的報導指出，嗅聞黑胡椒精油會活化交感神經，增進代謝率，促進脂肪燃燒，是許多知名纖體保養品的主打成分。挑選精油之際，黑胡椒精油能堅定我們減重的決心，為接下來的每一步打底、奠基，不致反覆猶疑。並在需要割捨時，協助切斷耽溺。近年來，芳香療法結合臨床實驗，將黑胡椒精油施用於戒除菸癮，也頗有好評。

在減重過程中，面對可能出現的情緒起伏，對改變感到恐懼的焦慮不安，成效不彰時的自我批判、憤怒、懊惱，不得認同支持的失望、沮喪、力不從心，都會在黑胡椒精油如暖陽般的安撫中緩和下來，逐漸消化釋放，獲得勇氣，並在愛和理解中採取行動，重建自我。

溫熱的黑胡椒精油按摩，對於久坐、少動、想瘦腿、以及減重後想要緊實肌膚、消除皺紋的人，是很好的選擇。也非常適合馬拉松選手、自行車運動員、舞蹈家，在訓練期間或演出前施行，可以穩定心緒，增強肌耐力，提高表現的水準，亦可避免賽後的肌肉疲勞痠痛、僵硬或瘀血水腫，迅速恢復良好狀態。

一雙修長勻稱、肌肉線條柔順，充滿彈性活力的美腿，是減重最顯而易見的勝利指標，不僅是眾人的夢想，也象徵勇敢跨出的成功步伐！現在，我們就來透過輕柔的膚觸按摩，讓黑胡椒精油為雙腿和足部加溫。

黑胡椒精油按摩

❶黑胡椒精油是強烈、有刺激性的油，不宜單獨使用，調製按摩油時一定要摻入基底油稀釋，精油比例要低，最好保持在1%到2%，以免引起皮膚過敏。基底油建議使用椰子油，椰子油富含維生素E，易滲透、好吸收，具強效保濕效果，不會在衣物上留下油漬或油耗味，並有抗菌、抗病毒、抗氧化的功效。

❷取用椰子油十五毫升，黑胡椒精油三滴，先將椰子油隔水溫熱成液態，再滴入黑胡椒精油，調勻後即可開始按摩。

❸按摩前先以精油燈或水氧機在室內薰香擴散黑胡椒精油的氣味，透過嗅聞，安定情緒。

❹接著泡腳、泡澡或熱敷，進入身心的深度放鬆，接受度更好。

❺按摩時，無須刻意強調技巧與手法，自然的像回到家脫襪子一樣，輕鬆卸下身體的負擔。過程中，請保持安靜，專注意念於愛護、欣賞雙腿和足部，恭敬感謝走過的路、經歷的成長，雙手擁抱似的包覆雙腿，從腳底開始塗抹溫熱的黑胡椒按摩油，力度輕柔緩慢，由下而上地往心臟的方向滑動，時間不需太長，十到十五分鐘即可。

❻按摩後，可包上保鮮膜，用熱毛巾濕敷，或穿上衣褲，覆蓋電熱毯加溫，幫助雙腿與足部得到徹底休息。

用油須知

1. 嬰幼兒不能使用黑胡椒精油。孕婦、哺乳期、服藥，或有特殊醫療條件者，請在使用前諮詢醫生或專業芳療人員。
2. 用量過多、濃度太高，可能會過度刺激腎臟，導致排尿量變多且頻繁。
3. 使用前，請先將按摩油塗抹在手肘內側，測試是否會引起皮膚過敏。

海底輪

海底輪的能量種子：清晰

儘管減重的原因各有異同，但相信多數減重族的共同困擾是，怎麼越減越重？

關於減重，幾乎是一面倒的將焦點鎖定在飲食內容，吃什麼才會瘦？卡路里該如何管控？其實，腦子裡的情緒和態度，才是減重成功且不復胖的根本原因。人的情緒和態度是一種有著不同頻率和波長的能量，時刻影響著身體的內分泌、整體健康，以及體重。這股能量和我們從生命之初、母腹中開始就擁有的血肉之軀，兩者始終以和諧、合一的形式存在，值得我們同等的珍視、善待與尊重。

在人體上有七個能量出入口，稱之為能量中心或脈輪，第一個脈輪「海底輪」，就位在我們的尾椎骨、雙腿，以及足部一帶。由此對應的部位顯示出，海底輪和大地、生存有著深刻的連結，衍生出的情緒需求就是歸屬感、穩定性。

從小到大，自我形象的建立，泰半來自於家族親友師長們稱讚、批評的累積總合。尚未清楚發展出個人認知的懵懂時期，往往會為了尋求認同而照單全收。同時養成的飲食習慣與好惡，也絕大多數是一種學習、模仿。這些根深蒂固的標籤、規範，使得減重很容易因為困惑、混亂，掉入原地打轉、裹足不前的狀況。所以，海底輪要特別加強的能量特質就是：清晰，清晰使我們有力量，可以走出誤區，真切認識自己、全然接納自己。

就先從拿掉那些令人感到恐懼、不快、受傷，早已過時、不適用的標籤、形容詞開始。

❶準備一本便利貼。

❷靜下心來，將所有自己不喜歡聽到、看到的稱呼，與自認不適合的各種評語，以一張貼紙一句話的方式寫下。

❸全部寫好後，一一貼在冰箱上。

❹貼好後，請退後三步，保持一定距離的看所有貼在冰箱上的標籤，感謝標籤上文字所帶來的影響，讓我們在不喜歡中，看見自己喜歡甚麼，在失敗中看見自己擅長的事。利用對比反差的經驗，看見真正的自己。並在心裡祝福自己即將脫除這些限制、拘束，重新建立食物和身體的美好關係。

❺帶著輕鬆喜樂的心情，拿掉標籤，撕碎後丟棄。

接著，進行第二步的淨化，用「食物是我的好朋友」這個全新的信念整理冰箱，仔細感受每一樣食材所帶來的情緒反應，再決定取捨。任何不新鮮的、引不起食慾或令人皺眉不悅的食物全數清空，只留下自己真心喜歡、想吃，而且吃了會有好心情的食物。

整理好冰箱，確定需要補充的食材，就可以出門採購了。強化海底輪，很重要的一個動作就是要大步向前走。在有機生活體驗的課程中，也常鼓勵大家要多出門買菜，親近、接觸食材，不管是去超市、菜市場、農夫市集或農園都好，親手挑選自己能感受到正面能量的食物，也可接收到來自田間、土壤、各種天然食材所散放出豐盛、富足的頻率，讓人與食材之間的連結更為協調、平衡。

二〇〇五年，有機生活出現一個新字 Locavore（在地飲食），意謂著，人已從遠古時代靠漁獵、採集，食物來源不穩定、居無定所時，Omnivore（雜食或無所不食）的飲食方式，逐漸進展到安居富足、物產豐饒，面對眾多選項也能做出符合本土、在地、當季的飲食選擇。這正是這樣一方水土養一方人的概念，安定了飲食情緒，身體自然可以吸收到食物完整的養分，支持身體達到理想狀態。

海底輪著重在清晰的校準、對齊能量，就像是在調整收音機的旋轉鈕，一定要找到無雜訊干擾的定位，對準減重頻道，身心合一的產生和諧共振，如此身體才會順應心中的願望，順利瘦身。

減重心法呼吸

其實，輕鬆瘦身的竅門就在呼吸，只要呼吸方式一改變，身心狀態就會很自然地跟著改變。透過呼吸，連結身心，明顯可感受到的，是心緒平穩、體溫增加，讓身體在安全暖和的環境下放鬆，允許身體表達直覺感受並以全然的接納做回應，透過傾聽自己的呼吸，感受心理狀態，慢慢的梳理，找到卡住的糾結，就像解開鈕扣一般，溫柔的脫除一件件用來禦侮防寒的厚重外衣、優雅的放下日久積累的傷痛包袱，無須對抗與撕毀，讓恐懼與防衛模式自然退去。

察覺呼吸，喚醒內在力量，在專注呼吸中，進入身心合一，就能輕鬆穿越減重帶來的挑戰！

好，我們就從呼吸開始，進行有機減重的排毒淨化，為大家介紹：

交換鼻孔呼吸法

人體是一超級有智慧的有機體，各種器官之間天生天成的對稱與協調，展現出精巧的設計。左右各一的鼻孔，有輪流運作的節奏。左右鼻孔以大約間隔四十分鐘到四小時（因人而異），作循環式的交替鼻孔呼吸。這個現象被稱為鼻週期。鼻週期的優點是左右鼻孔互相分擔工作量、輪流休息。由於兩個鼻孔氣流速度不同，對氣味分子吸收效率不同，兩個鼻孔一起搭配，可以讓嗅覺更全面。鼻週期也是在修護鼻孔內纖毛，以免鼻孔的內側黏膜因不斷吸入空氣的衝擊和各種灰塵異物、刺激過敏原而引起乾裂、出血的情況。

左右大腦交叉傳遞感覺訊息，下達指令給不同側的身體行動，右腦控制左半身，左腦控制右半身。透過有意識的練習交換鼻孔呼吸法，就是充分發揮左右兩個鼻孔呼吸速率不同的特性，分別主導呼出、吸入空氣，有幫助平衡左右大腦、清理循環和呼吸系統等許多好處。

減重過程中，安靜面對自己時，會有很多情緒和習慣性動作不停地湧現心頭，當感受到煩躁焦慮時，請將思緒或手邊事務暫停，先做交換鼻孔呼吸法調息，在左右大腦平衡的狀況下，看待事情的觀點會截然不同。就好像打掃乾淨的房子，少了塵埃、雜物的阻隔，穿透空間的明亮陽光讓人充滿希望，是很好的轉換。

交換鼻孔呼吸法

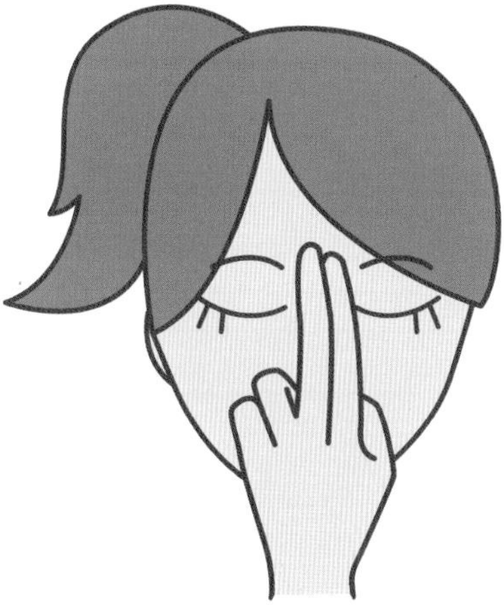

①舒服坐下，可盤腿或雙腳平放，保持脊柱直立、肩膀放鬆，閉上雙眼。
②左手放在左膝蓋上，手掌朝上，大拇指和食指輕輕相扣。
③右手的食指和中指伸直，輕放在兩眉之間，無名指和小指放在左鼻孔上，拇指放在右鼻孔上。
④右手拇指輕按住右鼻孔。先從左鼻孔吐氣，待吐氣完全後，再由左鼻孔吸氣，然後用無名指和小指輕按住左鼻孔。
⑤右手拇指放開右鼻孔吐氣，待吐氣完全後，從同側的右鼻孔吸氣。
⑥左右各進行一次，即是完成一次交換鼻孔呼吸法的循環，共做 3 次，一天可進行 2 到 3 次。

叮嚀

1. 進行時注意，不要用力呼吸，也別用嘴巴呼吸。
2. 呼出空氣的時間，比吸入空氣時間更長，約為兩倍。
3. 感冒、鼻塞時不宜練習。不要在飽腹時練習。

腹式呼吸

三、四歲踩穩步伐以前，我們都是以自然放鬆的腹式呼吸為主。及長，直立行走之後，逐漸改換成以肋間肌的收縮、舒張，來控制胸腔大小，使氣體進入肺部的胸式呼吸。然而，胸式呼吸的換氣量小，呼吸短淺急促，容易造成缺氧，並且在頸部呼吸道的肌肉收縮時，極易造成緊繃，引起焦躁、不耐煩。

腹式呼吸是有意識地練習沉穩、把重心放低，所謂的氣沉丹田。將吐氣的時間放慢、延長為吸氣的兩倍，血液中二氧化碳濃度增加，會啟動副交感神經，進而心跳平緩、血壓穩定、情緒放鬆，隨之而來的就是身體的正面改變。

適合減重的是腹式呼吸。進行腹式呼吸時，胸腔和腹腔之間的橫隔膜會上下移動，可下壓按摩到腹腔內臟，促進血液循環、提升體溫、活化副交感神經、改善腸道消化吸收機能，有助排便、燃脂、消除水腫。釋放一切障礙與負面情緒的關鍵，就在呼吸。感受腹式呼吸的平和舒適，身體各種機制、內分泌會恢復穩定和諧，身體會回到和諧的頻率裡，展現出穠纖合度的好身材。

腹式呼吸

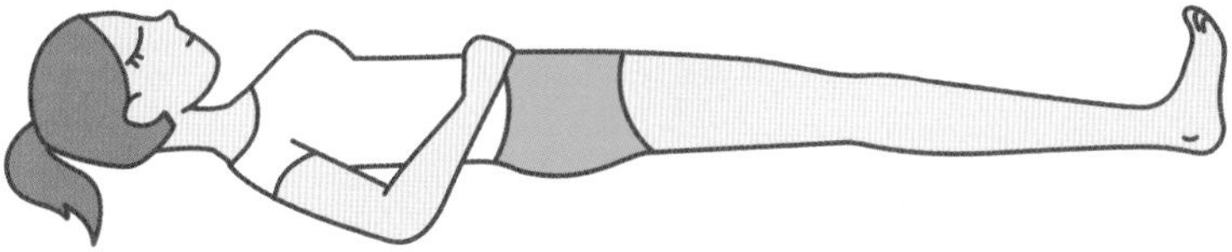

①穿著舒適衣服，平躺、坐下或安靜地站好（雙腳打開與肩同寬、雙手自然下垂）。背脊打直，閉上眼睛，舌抵上顎，注意力集中在腹部。
②先進行吐氣，用鼻子慢慢的吐氣，把雙手貼放在腹部，感受腹部逐漸內收，細、慢、長，均勻不間斷地將氣完全吐淨。
③輕鬆的慢慢吸氣，感覺腹部突起，橫膈膜下降。
④以每分鐘六次為原則，吸氣 3 秒，吐氣 7 秒，或吸氣 4 秒，吐氣 6 秒均可。

叮嚀

練習腹式呼吸時，副交感神經啟動，全身都會放鬆，很容易睡著，適合在睡前練習，因此請注意室內溫度，小心不要著涼。

動行重減
坐靜

有句很能鼓舞人的響亮口號：心動，不如馬上行動。諸多減重成功的原因中，行動的確佔有相當的分量，是有效的輔助。有感而發、與心意相合的行動，完全無須刻意、用力，就能激發正面能量，還原健康體態，自然而然的瘦身。

一如義大利文藝復興時代，米開朗基羅接手其他藝術家切割挖鑿後、棄置多年的笨重巨石，從中雕琢出不朽的傳世佳作—大衛。他說：「大衛一直完美的存在大理石裡面，我只是敲擊掉多餘的部分，將大衛釋放出來。」同樣的，我們就是自己的米開朗基羅，即將卸除身體的重負，回復輕盈自由！

不良的生活習慣就像是軌道上運行的旋轉木馬，經久累積出一股無法相與抗衡的速度動能，任何干預，都會被重重的彈開，難以調整。這時候，唯有採行讓一切減速，沉澱心智，使思緒清明的靜坐，才有轉向的機會。

靜坐，是協助減重的輕省之計。身體是我們最好的盟友，當我們承受壓力，處於緊張狀態時，會自動抑制，甚至停止消化系統、免疫系統、生長修復等機能，只為保留更多資源給大腦使用以對抗壓力。再加上人類的求生機制，感覺不安、變動時，身體會有將能量以脂肪形式儲存的傾向，這兩個生物演化來的優點，竟成了現今普遍壓力肥的主因。

根據神經科學研究顯示，靜坐的功能包括：

❶可以放鬆肌肉。
❷促進腦部的血液循環暢通。
❸改變大腦的功能性迴路。
❹影響腦波進入放鬆專注的 Alpha 慢波。
❺在定靜中紓解、轉化壓力，進而提升正面情緒及內在充實的幸福感。

在減重的過程中於早晨靜坐，就是為每一天的開始做好設定。去除雜念，不受怕胖的恐懼拉扯，放下掙扎，不急著打分數、量體重，時刻以接受現況、充滿希望的良好感覺為基調，只把注意力集中在與目標相合的念頭、事物與態度，允許身體各部位相互呼應的協調合作，達成瘦身減重的心願。

靜坐

空間：空氣流通、光線充足、安靜、安全的地方。
時間：晨起最好，或夜靜時亦可，以不妨礙日常作息，不為外界喧囂所擾為原則。每次以 15 分鐘為宜，建議不超過 30 分鐘。
衣著：穿著純棉或天然材質的寬鬆舒適居家服，可以披、蓋毛巾或毯子保暖。
情緒：從容自在、安定自然的心情。

姿勢：

1. 雙腿盤坐 （單盤亦可）或雙腿與地面平行，雙腳打開與肩同寬，自然擺好，背脊放鬆並保持直立，閉上眼睛，舌抵上顎，以腹式呼吸為主。
2. 雙手掌心朝上，左右手分置於左右兩膝上，拇指、食指相扣成環狀。

技巧：

1. 數息法：心念專一的數呼吸，吸氣不數，只在每一次吐氣時數。一次吸氣、吐氣算一個循環 1，再一次吸氣、吐氣為循環 2，如此 1 -10 重複循序。靜坐中，會出現隨念分心而忘記數息的情況，覺察時，再從 1 開始。若有數超過 10，意識到，立刻從 1 再開始，1-10 連續不斷，直到結束靜坐。
2. 引導式靜坐：以音樂或肯定語句帶領，調勻氣息，進入深層放鬆，協助放下腦中紛擾思緒，在專注中校準能量，找到身心合一的共振頻率。

結束：

靜坐結束時，請先讓原本靜默的心，慢慢回歸身體的感官知覺，睜開眼睛，自然呼吸，輕柔移動四肢，回復坐姿，這時可按摩搓揉全身，給予身體愛與感謝。

叮嚀

1. 疲累睏倦，飢餓或飽食後，憤怒、情緒起伏大，身體病痛不適等時刻不宜靜坐。
2. 不在太軟、不平穩、易塌陷的沙發、床上靜坐。
3. 不戴手錶、眼鏡、皮帶、束腰，避免穿著過緊的褲腰、襪子等進行靜坐。

動行重減
蹲深

深蹲（Squat），堪稱是瘦身運動中最簡單、安全又速效的王牌。這個全身動作針對人體下半身，有大量血流和肌肉集中的腰、臀、腿部位做鍛鍊，可以產熱、促進血液循環、提升體溫，有助燃脂、雕塑曲線。

深蹲是修飾雙腿、臀部肌肉最好的重量訓練，種類很多，在此推薦屬於基本動作的平行深蹲，或稱徒手無負重深蹲。與其他減重運動比較，相對容易、持續練習的深蹲，由於不需要特殊設備、也沒有太多空間限制，使其更加普遍。

關於深蹲，印象最深刻的一次是在機場休息室，才推門進入盥洗間，映入眼簾的是一位體態窈窕的女子，正在全身鏡前做深蹲，面帶微笑注視著鏡中側影的她，完全不受其他旅客進出影響的享受其中。離開時，兩人眼神交會之際，她俏皮的對我眨眼微笑，走在那曼妙身形之後，我知道自己也要勤練不懈。

深蹲

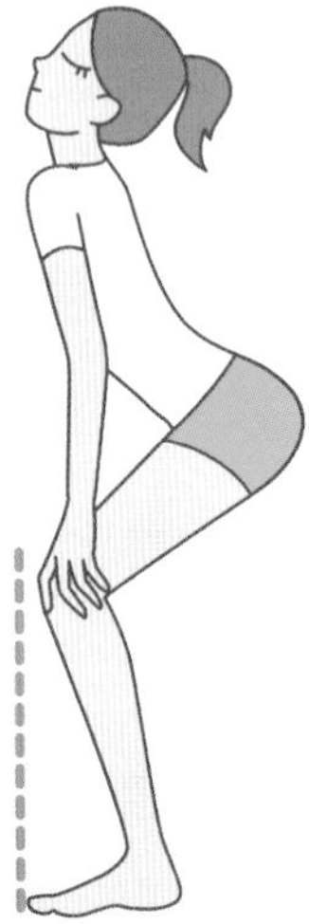

面牆深蹲法

膝關節是全身活動量最大的承重關節，而蹲下時承受身體的重量更大，因此在練習過程中，利用牆壁讓自己的膝蓋不要超過腳尖，可保護構造複雜精巧的膝關節不受傷害。

①面壁站好，兩手自然下垂擺好，雙腳打開與肩同寬，腳尖頂著牆面。
②背部挺直，吸氣慢慢下蹲，重心往後，掌握往後坐的感覺，臀部髖關節先動，再彎膝關節。
③腰部保持直立放鬆，下蹲到自己可以接受的程度，停 1-3 秒。
④起身時吐氣，從頭部開始往上提拉，站直恢復。

這樣算一次，初學可以每日練習 3-5 次，再依身體狀況逐漸增加次數。

叮嚀

剛開始雙腿肌力不足，腳尖靠牆太近，往後蹲時，可能會重心不穩而後倒。所以，建議可以先讓腳尖離牆有點距離，腿力好時再往前移。

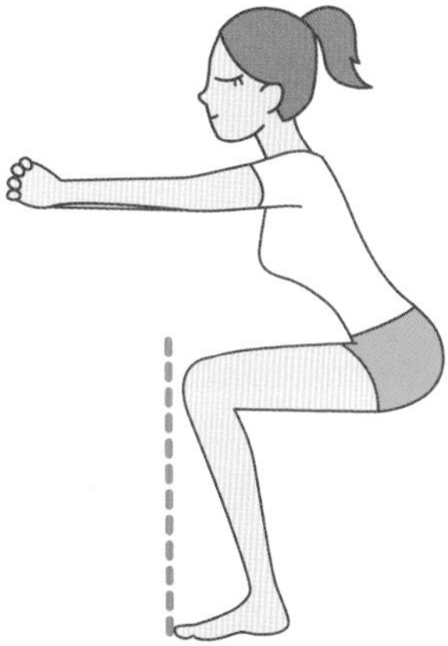

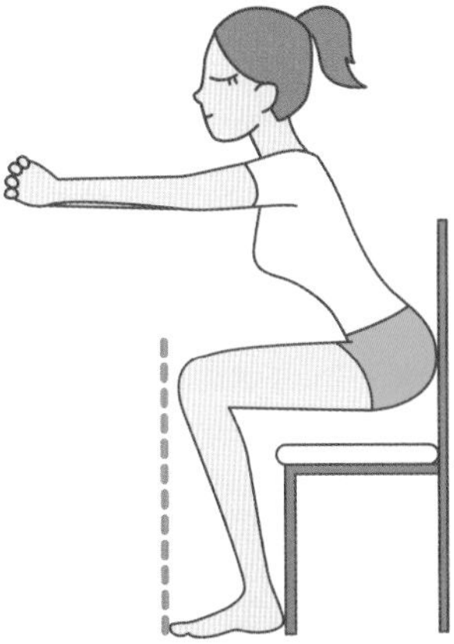

自然深蹲法

①自然站好，雙腳打開與肩同寬或腳尖朝外微微打開（可鍛鍊到大腿內側肌肉），膝蓋與腳尖方向一致，吸氣下蹲，雙手可向前平舉，保持平衡。
②臀部髖關節往後，重心穩住再後移腳跟，自然帶動膝關節彎曲，蹲到大腿與地面平行的程度即可，維持這個姿勢 1-3 秒。
③準備起身時吐氣，感覺頭部有股上提的力量，配合臀部往上推的彈性，恢復直立的姿勢。

這樣算一次，初學者可每日練習 3-5 次，再依身體狀況逐漸增加次數。

功效

深蹲可幫助雙腿耐力增加、腰腹緊實，提升心肺功能，而且有塑身、矯正體態的效果。

靠椅深蹲法

適用於雙腿無力、膝蓋曾受過傷或掌握不到重心會往後倒的情況，是很安全的輔助。

①準備一個堅固、高度符合腳跟到膝蓋距離的箱子或是椅子。
②雙腳與肩同寬站好，箱子放在背後，小腿、膝蓋後方輕頂著箱子。
③將注意力集中在臀部，背打直、慢慢往後坐，重心放在後腳跟。
④當膝蓋後面觸碰到箱子邊緣，臀部後移到箱子的上方位置時停住，不要坐下，保持這個姿勢 1-3 秒。
⑤恢復站姿，靠大腿的力量站直。

這樣算一次，初學者可每日練習 3-5 次，再依身體狀況逐漸增加次數。

減重行動
綁腿

曾經根深蒂固的以為，要瘦下半身非得使勁兒、費力，否則白搭！其實在睡覺時善用「綁腿」這項絕活，可以有效改善下半身的浮腫。

「睡覺綁腿法」是利用睡眠時肌肉放鬆，以及身體細胞自動修復調整的機制，達到徹底的輔助。透過三條帶子保持雙腿伸直，恢復脊椎、骨盆的正確位置，促進血液循環正常，將氧氣、營養素送達全身細胞，基礎代謝率提升，製造足夠的能量以強化虛弱無力的肌肉。當體溫自然升高，所攝取的食物熱量就會轉換為能量，不需變成保暖用的脂肪。

睡覺時綁腿，剛開始的幾個晚上，可能會因為不能自在翻身而感到不太習慣，請務必想著美好的體態，堅持下去。自己的經驗是經過三個晚上的適應，就能仰躺安眠，一覺到天亮。這樣邊睡邊練功，最立即的改變是晨起腰痠的狀況解除，雙腿和足部變得溫熱、緊實有力、臀圍縮小，連大清早的噴嚏和鼻涕也自動停了。

綁腿的好，當然也適用於白天坐在電腦前工作的時候，一天久坐至少八小時的作息，總是讓我一到下午就雙腳發脹，腳脖子處會有清楚的襪口勒痕、小腿粗壯浮腫，好像全身的水都流到下肢似的，兩條沉重難行的胖胖腿，終於也因為綁腿而獲得改善。坐姿綁腿法更簡單，只需要一條綁帶，坐好、兩腿膝蓋併攏後，在膝蓋上方繫好即可。如此能保持上半身挺直，減輕頸肩腰背部的負擔，使姿態優雅、血液循環好，雙腿自然修長輕盈。

最近發現這方便、容易的綁腿法，適用的年齡層和範圍極為廣大。親友圈裡幾位打麻將的長輩們，也流行綁腿呢！聽說，腳麻、抽筋、靜脈曲張的狀況都因此得到舒緩。其實，長途搭車或看電影時，也是練習綁腿法的好時機。

想瘦下半身，請記住一件事：肌肉是產熱器官，能夠燃燒大量脂肪，也就是肌肉可以讓我們變成不易發胖的體質。因此，溫和又有效的鍛鍊肌肉法——綁腿，非常值得持續實踐。每個夜晚，綁好腳躺下，帶著平靜、滿足的心情睡去，清楚知道明兒一早又有機會體驗一覺睡醒，即能擁有下半身線條優美的奇蹟！

睡覺綁腿法

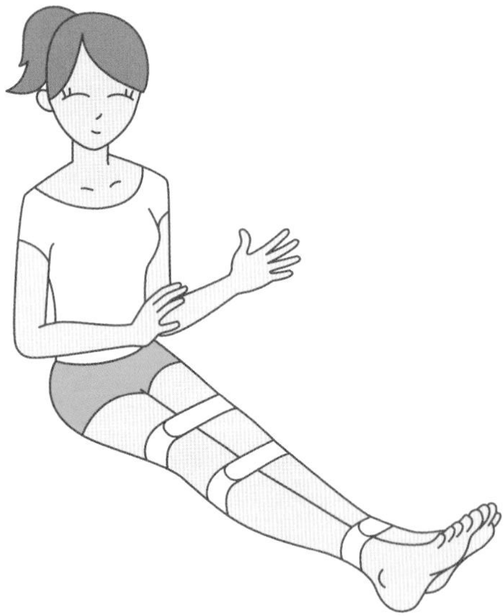

①請先準備三條不是用鬆緊彈性材質製成的長條帶子，自製布綁帶或購買魔術沾綁帶均可。
②首先，在床上坐好，雙腿伸直、雙腳併攏、腳尖對齊，雙腳平放在床面。
③第一條綁在膝蓋上方，鬆緊程度以可將兩個膝蓋併攏為準。
④第二條綁在膝蓋下方。
⑤最後一條綁在腳踝上方。

叮嚀

市售的綁腿帶是用魔術沾固定，不易造成循環不良，但自製綁腿布帶，要注意別綁太緊，只要能將兩腿併攏就好，不要有紅色的勒痕。

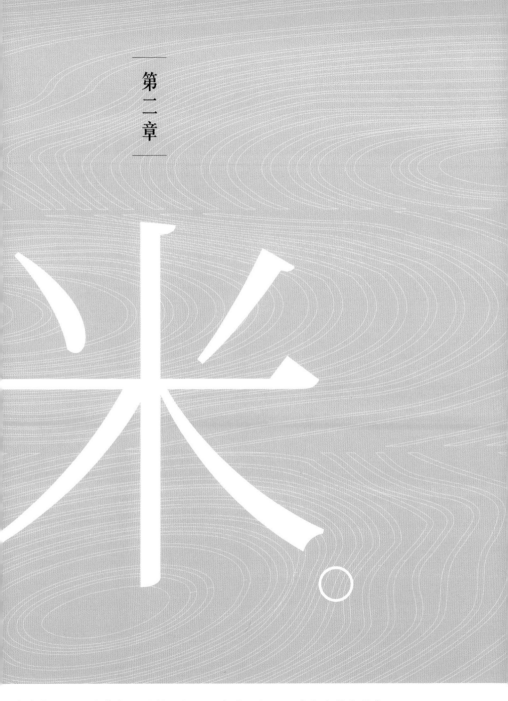

第二章

米。

自古有言，大米養氣，用對澱粉可以清腸防便祕，讓你瘦得更漂亮。

吃對澱粉，清腸小腹無贅肉

如何聰明攝取碳水化合物

近幾年實踐有機減重，輕鬆瘦身的經驗，歸納出的減重心得居然是：無須節食、不用挨餓，三餐正常吃主食。仔細思量，還真是如此，自己曾是巨嬰，而且母親說我自小打從坐得上飯桌開始，吃飯就沒讓人操心，卻沒有長成超重胖孩子。反而在刻意不吃飯之後，得時時提高警覺，嚴格控制體重。

好友聚餐，點菜的規矩是幾個人就點幾道菜，飯卻是眾人分食一碗。為了減重，好像都在吃飯上掙扎，就連孔武大漢都會囁嚅著只敢吃小半碗飯。結果，以為不吃飯會瘦的我們，不但餓得快、也胖得快！

米飯是屬於複合式碳水化合物的澱粉類主食，營養豐富，含有維生素B群、鎂、鈣、鐵、鋅、膳食纖維，供給大腦所需的葡萄糖即為澱粉轉化而成，是很好的能量食物。吃米飯帶來的飽足感、好心情、排便順暢，不是其他食物所能取代。若勉

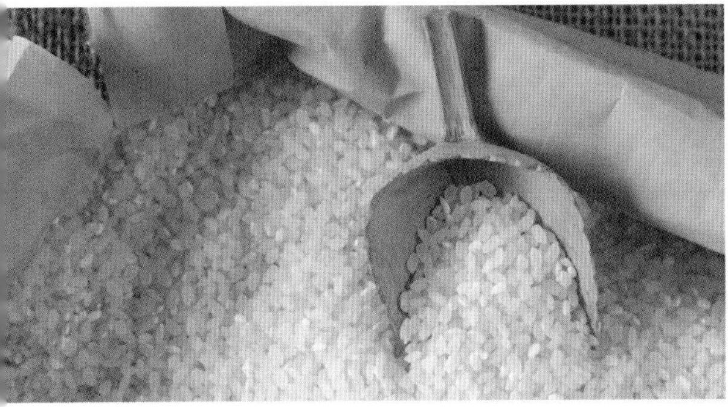

強不吃米飯主食，會引起身體反彈而暴飲暴食，出現情緒焦躁、沮喪，肌肉減少、體脂肪增高的情形。其實，只要對照米飯食用量逐年遞減但肥胖人口比例卻大幅攀升，即可看出米飯澱粉並非造成過重的主因，反而正常食用米飯有助減重。

吃飯首先得選對米。稻米是穎果，去除稻穀成糙米，再脫掉部分糠層的是胚芽米，到最後除淨糠層、胚芽，僅剩胚乳的部分即為白米，這整道工序，可說是「脫穎而出」的最好呈現。現今的飲食觀念，多鼓勵要吃全穀類粗食，主要是因為糙米、胚芽米的營養較白米完整。然而，新的研究顯示，選米的標準不憑口感、也不能光看養分，重點在於腸道要能夠吸收。

日常飲食，要以自己的身體感覺為主，關心腸道健康。腸道位於人體下腹部、丹田的位置，有發達的神經系統，和我們的情緒、精神狀態都有極密切的關係。不僅負責吸收食物營養，也是人體最大的免疫系統，猶如生命健康之根本。腸道有「腹腦」之稱，腸道細胞也會發送訊號到大腦，調控我們攝食的行為，如用餐後的飽足感、以及對食物的喜好都來自腸道。

糙米和胚芽米的營養非常豐富，可是米糠層含有一種名為植酸（phytic acid）的抗營養素（anti-nutrient），會阻礙人體腸道吸收礦物質，而導致缺乏礦物質的貧血、骨質疏鬆症狀，有時也是造成脹氣、消化不良，或便秘、腹瀉等狀況的原因。

因此建議，糙米、胚芽米最好先浸泡、發芽後再食用。發芽糙米對於造成小腹凸出的便秘有很好的預防效果。因其米糠層含有大量的食物纖維，有助整腸，促進排泄。在發芽糙米保留的米糠層及胚芽中，含有大量的GABA（γ-胺基丁酸），GABA可改善腸道血液循環，還能有效促進脂肪燃燒，是很好的無負擔澱粉主食。

如果在外飲食，或是不便準備發芽米的時候，白米飯也是很好的選擇。當然，細嚼慢嚥也是攝取澱粉主食需要注意的一大關鍵。因為，口腔唾液中的澱粉酶是可以分解米飯澱粉的消化酵素，但是吃得太快或邊吃邊說話而囫圇吞棗，會讓澱粉來不及分解而影響消化吸收，也會造成吃太多、過飽而超重。

減重，要有「腸」識，認識自己的腸道、關心自己的腸道，好好感受吃米飯所帶來的能量，藉著發芽糙米整腸，就能擁有平坦小腹。

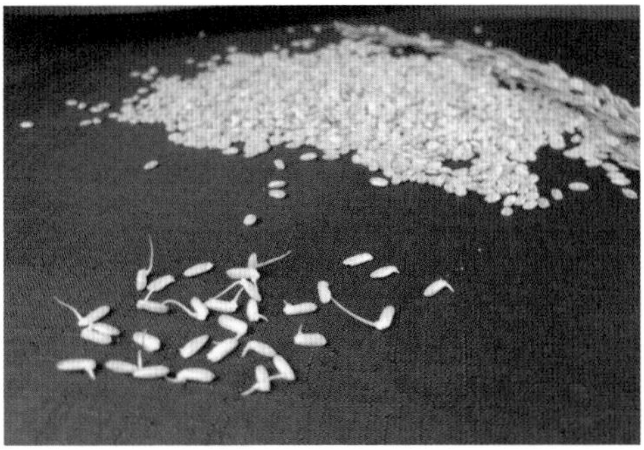

莎拉心廚房

發芽糙米

— 做法 —

1. 使用除氯水，先將糙米清洗乾淨。
2. 浸泡糙米，室溫靜置 4-6 小時，期間約換水 2-3 次。
3. 水倒掉，瀝乾。再以溫水（攝氏 40-42 度）沖洗糙米。
4. 將溫水倒掉後，拿一塊用溫水浸濕的紗布把糙米包好。
5. 放進電鍋中催芽，蓋好鍋蓋，不要插電加熱，通常在 24 小時之內，就可看到長出的小芽。
6. 煮飯時，發芽糙米和水的比例，約為 1:1.4，可依照個人口感做調整。

叮嚀

1. 要使用新鮮、當季的糙米才能順利發芽，選購時仔細觀察，若胚乳凹陷、乾澀就不要購買。
2. 浸泡糙米時注意換水要勤，最好 2-4 小時換一次水。
3. 夏天最好放在冰箱中，冬天則可置於室溫當中。

天然瘦身食材
白粥

減重過程中，與其說是刪減、排除使身體發胖的原因，倒不如說是在增加、養成更多有助身心和諧，進而自然調整體重的好習慣。喝白米粥，即為其一。

有幾年，滿街都是清粥小菜，蔚為飲食流行，徹底推翻了喝粥令人聯想到貧苦、病弱的刻板印象。事實上，喝白米粥的確有省錢養生之效呢！開始喝粥，就是效法傳統，從古醫書挖出來的瘦身妙法。

粥，是中國人發明的飲食文化，根據考證始於五、六千年前的黃帝時代。粥並非稀飯，也與開水泡飯大不相同，在此參考清代美食家袁枚在《隨園食單》中所下的定義：「見水不見米，非粥也；見米不見水，非粥也。必使水米融洽，柔膩如一，而後謂之粥。」由此可知，粥，就是單純的以性平無毒、不寒不熱、不濕不燥的白米加上清水，經過長時間熬煮之後，糊化成為口感白潤柔滑，分子細小，身體易吸收的湯汁，是很適合人體的溫和補養。因此，常常喝白米粥，三餐喝白米粥，都是

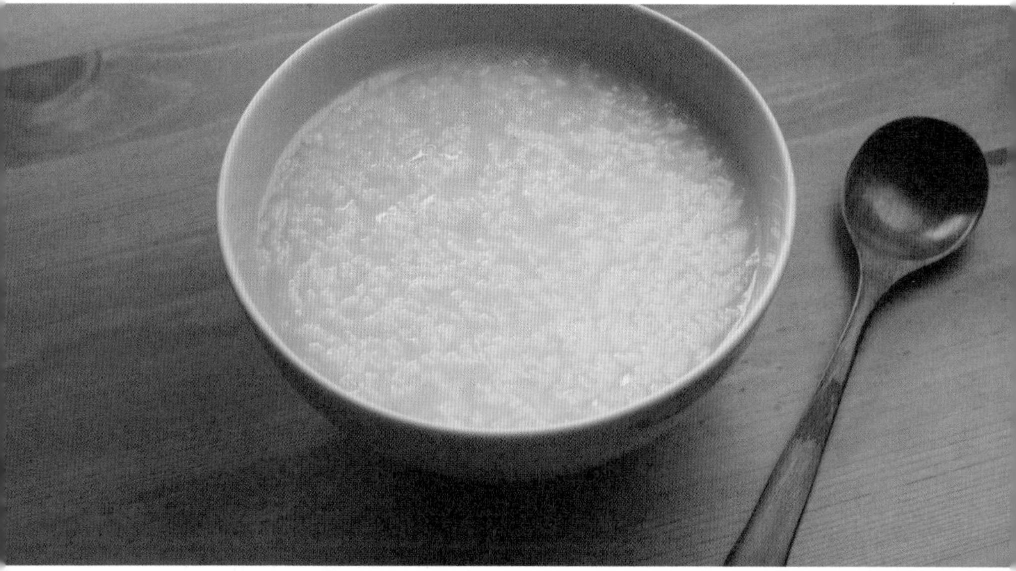

自古極受推崇的食療保健之道。

晨起空腹時，喝白米粥最好，當成早餐食用，可使營養迅速吸收，並且能夠暖身、保護腸胃，提升整天的活力。減重期間，推薦三餐都先吃一小碗白米粥，不僅能立刻補充身體所需水分，還可止飢，避免過食。喝粥一段時日之後，大家都能清楚感受到身體不同程度的改善：體態輕盈、胃腸好、大小便順暢，臉上痘痘消失。而讓我最開心的是，原本凸出的小腹，下背部的怕冷和疼痛，都明顯好轉。

如此簡單有效的減重好習慣，重點在於願意花時間熬粥，不取巧以果汁機打碎米粒，不偷工將白米冷凍破裂後再煮，就耐心的從生米開始，為自己煮一鍋好粥，親身體驗喝白米粥的神妙之處。

煮粥

爐上直火加熱煮粥法

煮粥的關鍵因素，就在時間、火候。第一種要介紹的是以爐上直火來熬煮，可熬出最好的粥。

— 材 料 —

米 200ml
（約電鍋量杯一杯的容量）
水 2000cc
※ 通常米和水的比例約為 1:10

— 做 法 —

1. 準備一個鍋，米和水放入後不超過八分滿較為理想。
2. 將 200ml 的白米洗乾淨，連同 2000cc 的水一起放入鍋中。先以中大火煮至滾沸，再轉為小火慢慢煮。
3. 也可先將鍋中清水以大火煮沸，再放入白米，之後繼續用中大火煮至滾沸。
4. 熬粥時容易外溢，所以不用蓋上鍋蓋，熬煮時適時攪拌，以免黏底。
5. 通常熬到 45 分鐘左右，即可看到米粥上有一層白色濃稠似膏狀的米湯，這就是以前用來取代母乳餵養嬰兒，非常滋補的粥油（又稱米油或泔糜）。
6. 一碗好粥，要熬到米粒整個散開，看不到米粒的狀態，大約需要一個半到兩個小時。

莎拉心廚房

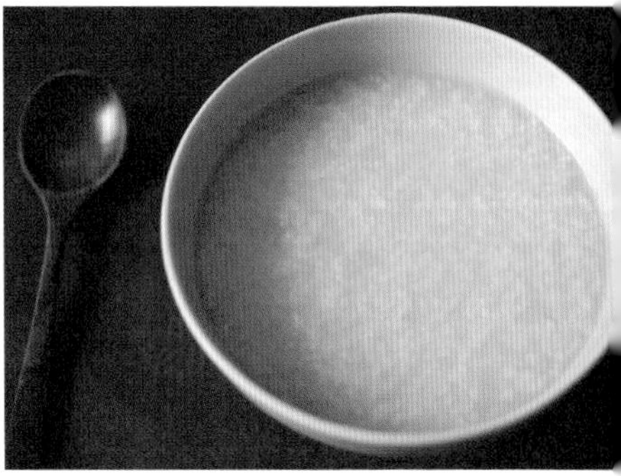

白粥

— 選 米 —

白米粥多以梗米為主，亦稱蓬萊米。目前臺灣產米的臺梗系列，都很適合煮粥。選擇米粒以新鮮潔淨、飽滿完整有光澤為原則，且須挑選無異味雜質、無污染的優質好米。煮粥所用的是生米，並非隔夜剩飯。

— 備 水 —

煮粥時，最好使用濾淨，除氯、無雜質的水。水要一次放好足夠的量，煮粥過程不可摻入冷水。

電鍋煮粥法

電鍋煮粥，若內鍋小於 10 人份，可用 100ml 白米（約電鍋量杯 1/2 杯的容量），加上水 1000cc 來煮粥。外鍋放兩杯水，煮好跳起後，外鍋再放兩杯水續煮，如此連續煮三次，共 6 杯水，大約一個半小時即完成。

電子鍋煮粥法

電子鍋煮粥，若小於 10 人份，可用 100ml 白米（約電子鍋量杯 1/2 杯的容量），加上水 1000cc 來煮粥，或參考內鍋煮粥專用的量表刻度，掌握水量。蓋上鍋蓋，設定好煮粥時間即可。通常，可熬粥的電子鍋，也有預約、保溫的功能，晚上就寢前先把內鍋裝好米、水，放入電子鍋預煮，起床後隨時可喝到熱騰騰的粥。

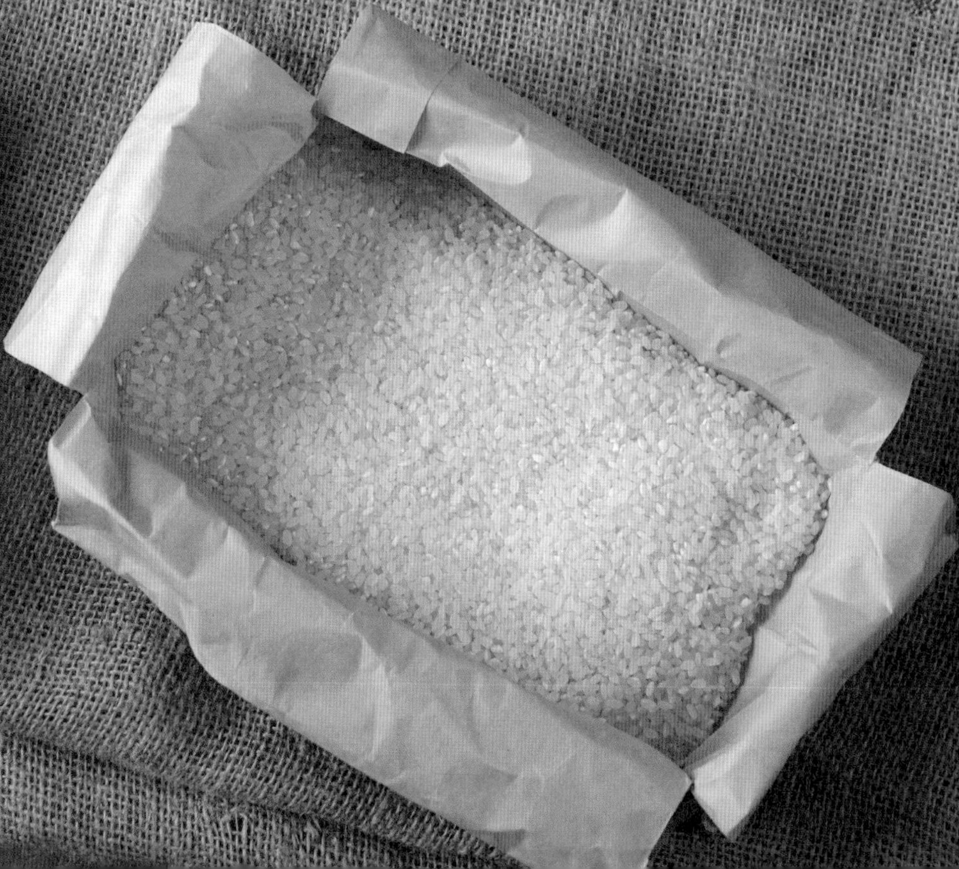

天然瘦身食材
黃豆芽

好幾位靠節食達到標準體重，身材修長、四肢纖細的學員，來上課時，都表示自己長期深受手腳冰冷、生理不順、腹部肌膚鬆垮、排便困難所困擾。記掛著她們的心事，思考著能使皮膚白細緊實、清腸排宿便、去除體內多餘水分、瘦小腹的減重食材。一路直進超市，毫不猶豫的採購黃豆芽，清楚知道這就是能讓大家稱心的如意菜！

在她們必須繼續執行節食計畫以維持不復胖的限制下，低脂高纖的黃豆芽，通過第一關嚴格控管卡路里的考核，欣然納入每日菜單。我相信，不消多時，她們就會拋開代餐，擁抱黃豆芽。

這樣的信心，奠基於古代醫書藥典和現代醫學科技的研究肯定，黃豆芽確實是養生食材排行榜上易瘦兼益壽的雙料冠軍，也是美容塑身的家常好菜。難怪，喜歡吃黃豆芽的人，多半擁有令人稱羨的窈窕體態。

黃豆芽，就是黃豆浸水後萌發出的嫩芽，養分豐富，味道

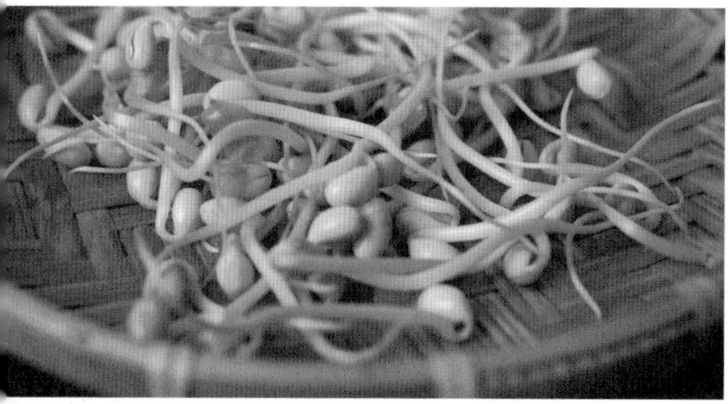

清甜。黃豆本身即有營養庫之稱，其中所含的維生素Ａ、Ｂ群、Ｃ、Ｅ，以及胡蘿蔔素、葉酸和礦物質等微量元素，都在發芽後經酵素活化而完全釋放，且轉為小分子更易於人體吸收。除此之外，黃豆芽的大量膳食纖維，能穩定血糖、延長飽足感，促進腸胃蠕動，有助體內淨化、排出宿便，消除腹部浮腫、贅肉，進而修飾身型曲線。

黃豆芽的生長，較不受季節、天候影響，因此價格實惠。再加上黃豆芽本身的寒熱偏性不大，非常適合經常食用。選購黃豆芽的首要條件就是要天然、新鮮，有幾個原則可以參考：

❶挑選豆芽瓣飽滿，保留細根的完整黃豆芽。
❷不買外型特別亮白胖大。
❸不買根部已經挑揀截切過的黃豆芽。
❹泡在水中販賣或有黑點、霉味、異味的黃豆芽，都不要買。
❺購買有品牌的盒裝有機黃豆芽。

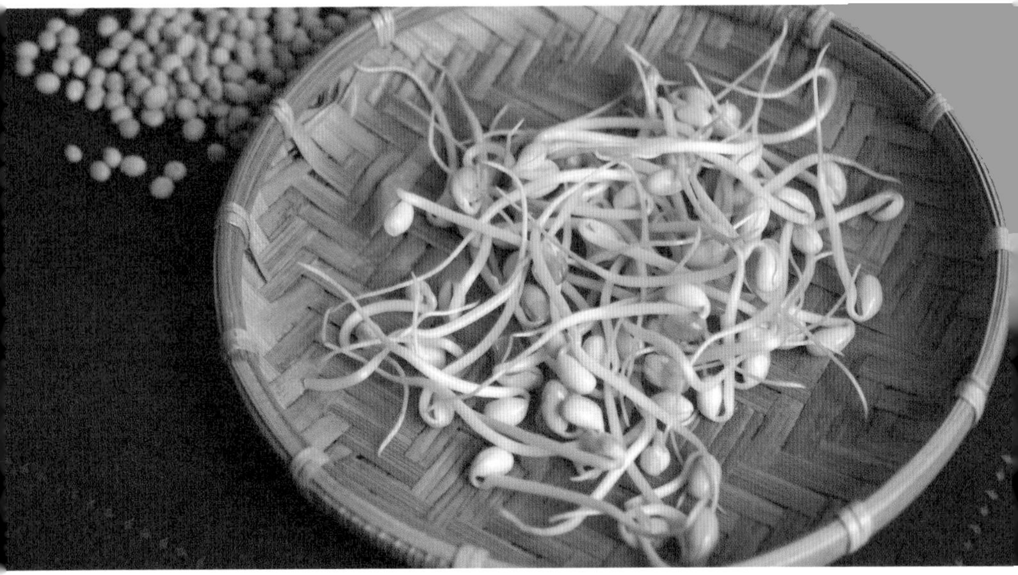

每個星期三，是我專程去買黃豆芽的日子，結帳時，總會遇到人們好奇詢問與談論分享各自的心得，也因而收集到更多的有力見證。常碰到的韓國太太說，一定要煮黃豆芽湯給辛勤工作、三餐不定的先生喝，因為黃豆芽不僅解酒、排肝毒，還幫先生把大肚腩給瘦了下來。她歡喜的臉上透著光澤，皮膚緊緻到竟連表情紋都沒有，真的看得出是吃黃豆芽促進膠原蛋白的形成，補充維生素Ｅ的效果。

此刻，只感覺自己回家的腳步，滿是熱切，迫不急待的想要好好吃一頓有湯、有飯、有菜的黃豆芽大餐。

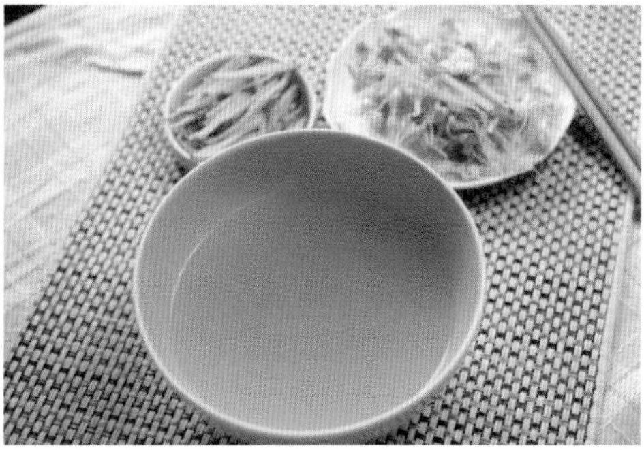

莎拉心廚房

黃豆芽湯（二至四人分）

— 材料 —

盒裝黃豆芽　150g 兩盒
水　1000-1500cc
鹽　少許
蔥末、蒜泥、味噌、海帶芽　依個人喜好斟酌加入

— 做 法 —

1. 清洗黃豆芽，在水中將豆芽的種皮剝去，再沖洗一遍即可。
2. 黃豆芽下鍋，倒入水（可依個人喜好加水調整湯的濃淡）。
3. 灑一點鹽，加蓋以中火煮（不要掀鍋蓋，會有生腥味）。
4. 煮沸時，將黃豆芽撈出（或保留部分繼續煮約 15 分鐘，使湯味更鮮甜濃郁），以冷開水沖或浸泡，使口感爽脆。
5. 煮黃豆芽的湯，可加入蔥末、蒜泥，少許調味，或加入味噌、海帶芽，即可完成一鍋好喝的黃豆芽湯。

涼拌黃豆芽

— 做法 —

將煮熟、冷開水沖泡過的黃豆芽，依個人喜好選擇薑絲、蔥末、鹽、辣椒粉、麻油、醬油調味即完成。

黃豆芽飯

— 做法 —

將燙熟的黃豆芽與蒜末、辣椒粉、醬油、麻油、白芝麻調勻，再和熱騰騰的飯一起拌好，即可食用。

艾草精油

院子裡，小小一盆艾草，像是報春信般的準時萌發出土，我總是喜歡揉摸艾草的葉片，嗅聞那儘管細微但卻蘊藏著淨化、祈福、祝願，並能緩和思緒、使人放鬆的自然氣味。

艾草是具有療效的藥草，不僅能使居住空間得到正能量的提升，同時能去除體內寒濕、保持體溫、強化免疫力。自古，艾草就一直是中醫用來作艾灸條的主要成分。艾草晒乾後磨碎成艾絨、製成灸條，在靠近穴道處的皮膚進行薰灼，以其熱力暢通血脈來養生治病。現今的艾草被提煉成為芳療植物，艾草精油特殊、屬於酮類的草本芳香，可安神、鎮靜，調解身心疲憊，舒緩緊張，對減重過程中的焦慮和情緒起伏有很大幫助。

守護著我們的健康、美麗與幸福，艾草和女人一生有著不可分的親密關係。面對生活型態、飲食習慣所造成的小腹凸出、脂肪累積，艾草精油有促進氣血循環、新陳代謝的作用，進而燃燒脂肪，恢復腹部肌肉的溫暖、彈性、和曲線。女人的腹部是身體最柔軟的部位，也是孕育生命之處。也由於腹腔沒有骨骼的支撐，所以長期穿著束腹，綑綁出表相的平腹細腰，往往造成內臟擠壓而移位，引起更大傷害，實不足取。

顯然，腹部曲線非常重要，既是身體變形發胖的訊號，又是完美身形的決定因素。我們就用具溫暖撫慰特質的艾草精油來善待、活化腹部肌膚。

艾草精油按摩

❶屬於酮類的艾草精油活性成分高，具刺激性，不宜經常使用。製作按摩油時，要調入基底油稀釋，精油比例低，最好保持在1%到2%，以免引起皮膚過敏。選用茶花籽油作為基底油，因其富含與人體皮脂相合的油酸，容易吸收，能滋潤腹部肌膚，使白細嫩滑、有彈性，並可幫助消除腹部紋路，減少暗沉。

❷取用茶花籽油十五毫升，加上艾草精油三滴。先將茶花籽油隔水溫熱，再滴入艾草精油，調勻後即可開始按摩腹部。

❸按摩時間以十五分鐘為度，按摩後可以用保鮮膜包裹住腹腰部位，蓋上厚毛巾或加上暖水袋保溫更好，平躺休息一下，再用熱毛巾擦拭乾淨即可。善用艾草精油，為腹部保暖，維持好腹部溫度，加上適度的按摩，擁有平坦、緊實的腹部，絕對指日可期。

瘦小腹的穴道

小腹凸出的部位通常指肚臍周圍，按摩的時候以肚臍為中心，同時重點按壓可調理體質的穴道，收事半功倍之效。

神闕穴：就是肚臍，全身唯一可以手觸、眼觀的體表穴位。肚臍後面即為腸道。通常愛吃冰、喝冷飲、穿露肚裝的人，都會有腹部凸出的狀況，用掌心摸肚臍時，手心也會感到涼涼的。為了腹部緊實，一定要做好肚臍的保暖與溫養。

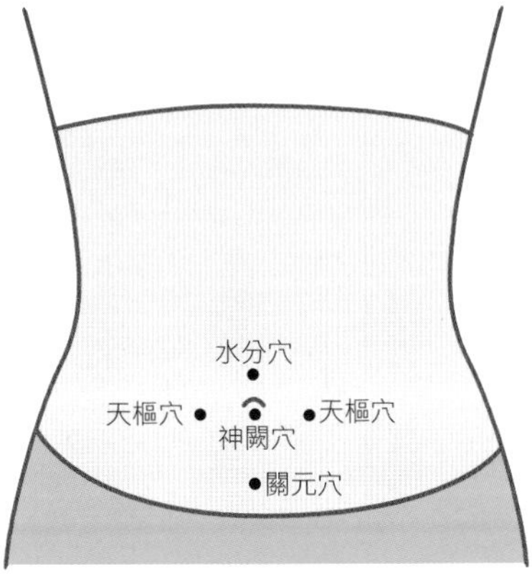

天樞穴：位於肚臍兩側約三指寬處，左、右平行的兩個穴道。按摩天樞穴，可以清腸、通便，並使以肚臍為中心的腹部脂肪燃燒，提高腹部溫度，緊實雕塑小腹線條。

水分穴：位於肚臍上方約一橫指寬處，大約是小腸頭的位置。對於消化不良引起多餘水分滯留腹部的情況，以及浮腫和脹氣，都有很大幫助。

關元穴：位於肚臍下方約四橫指寬處，對於解除下腹部冰冷、疼痛、便秘極為有效。

用油須知

1. 孕婦、嬰幼兒不適用艾草精油。哺乳期、服藥中，或正接受醫療者請在使用前諮詢醫師或專業芳療人員。
2. 不宜用量過多、濃度太高，或經常使用。
3. 使用前，請先將按摩油塗抹在手肘內側，測試是否會引起皮膚過敏。

臍輪

臍輪的能量種子：自我價值

生命之初，臍帶是和母親之間的親情相繫，連結著一切的源頭。出生後，腹部留下如小鈕扣般的生命印記，就是肚臍。人體的第二個能量中心，即為以肚臍為名的臍輪，亦稱生殖輪，包括肚臍、下腹部，以及後腰的整個範圍。臍輪需要發展的特質是，在情感的雙向流動之中，延伸自己與家人親友、周圍人際關係的緊密聯繫。

自離開依存母腹孕育長養的瞬間，我們進入了家族關係的安全網，開始獨立探索的過程，並於其間逐漸培養信心，建構自我價值。最先是從餵養、吃喝相同食物的口感經驗中，透過味覺認同產生自我定位。尤其珍貴的是，在餐桌上與家人共食，所分享的不僅是食物、時間，更是生命互相交融時創造出的被愛感受和歸屬感，有助確立自我價值觀的基礎。

強調「時間就是金錢」的現代社會，凡事講究分工專業，追求快速便捷，讓我們不必下廚料理，無須辛勤農作，亦可無虞的大啖豐美佳餚。然而節省的大把時間，卻往往未能帶來更多的自由從容，反倒落入分秒必爭的腦力消耗戰，胖瘦、大小都得在意評價，似乎不較勁拚搏，就得不到肯定。情緒緊張、交感神經控制身體，準備隨時對陣。近乎懲罰身體不如預期纖細苗條的節食，簡直是自絕於食物飽足、滋養、安定的意義之外，也忽略了自我價值並非取決於外觀的比較或論斷。

神隱多時的朋友來電敘舊，訴說著經歷兒女離家、生理變化的種種生活脫序、身心失衡的不適應現象，情緒反覆擺盪，猶如置身於冰火兩極，言談中盡是對自己的嫌棄挑剔、不再被孩子需要的恐懼。我知道朋友陷在看不見自我價值的疑慮中，此時勸說無效，只能協助朋友重新感受自己，跟自己和好。於是相約隔天一塊兒買菜燒飯，完全零計畫，甚麼都不趕的慢慢逛、慢慢說，單純的只做一件事，為自己煮飯，好好吃飯。這對習慣營謀計算、事事爭先、擅長搶時間，策畫周詳的朋友來說是很大的挑戰。她有感而發的說：從未想過可以這樣照顧自己，自在的生活。

從小，我們一路向前的不停奔赴一個又一個的目標，像是在時間的洪流中乘風破浪。突然之間，轉入廣闊平靜的水域，少了驚險衝突，不用奮力划槳，只要放手，隨順其中、不抗拒時，反而令人不知所措的忘了自己是誰。人生不同的階段，各有其值得體驗、經歷的風景，只要專注存在於每一個眼前的時刻，相信一切剛好，自然存在著更上一層樓的下一步。

屬於臍輪的能量感受非常敏銳，當我們在施與受之間失去平衡，很容易可察覺到的身體反應是小腹冰冷、便祕、消化不良。此時放下比較，以及犧牲式的只給不取，讓自己有暫停一下的機會，花時間獨處、跟心靈溝通。最好的方式就是泡澡，感受水的浮力，重新記起胎兒在母體羊水中溫暖安全的包覆，允許自己徹底放鬆。花時間在自己身上、可以獨處，不把時間花在比較競爭、挑剔嫌棄，而是全然的接受自己用每一個意念思想創造出來的體態，以期待萬物生長成熟的耐心，欣賞四時流轉，面對自己，不再躲藏在衣服和脂肪贅肉後面，深刻體會、用心感受自己在每一個經驗裡所體現的，獨一無二的自我價值。

減重心法
餐墊

從小寫日記，現在是食記，任何時候只需看一眼當天的餐點內容，即刻間，所有的畫面、細節，即可如倒帶般生動重現。這麼做不為計算卡路里，也並非體重管理，只是單純的熱愛食物、享受吃飯。尤其喜歡呼朋引伴的圍桌共食，在熱騰騰、香噴噴的飯菜間流動著情感與心的連結，吃飯，絕對是一件值得慎重以對的正經事！

然而，吃飯和減重，似乎總落入各立山頭、有你無我的態勢！數次餐敘，遇友人節食，堅持不肯吃喝，僅以代餐果腹充飢，除了心情沮喪、面容憔悴之外，可謂成效不彰。這些年，連自己的減重經驗一併算上，從中領略到具體實踐開心吃、輕鬆瘦的小竅門就是，使用餐墊！進食前，透過擺放餐墊這個動作，其實就是預備心情，坐下來好好吃飯的宣告。善用餐墊，將一餐所需的食物齊備放好，也是進一步的清晰表明，節食就是有意識的選擇食物，從豐盛多樣的食材中，挑揀出滋養我們、協助我們瘦身的食物。

第一個餐墊，是自己用一般餐廳所使用的長方形白色紙餐墊隨手做成。在紙餐墊上滿心喜悅地寫下：食物是我的好朋友。接著，拿起筷子，將看來可口、嗅聞起來美味的食物，還有眾人推薦的口碑菜，各式料理一一夾入盤中，置放於餐墊之上。此時的餐墊，除了具有盛裝承載食物的功能，更像是歡迎食物好朋友而鋪設的紅毯。在領受食物成為我們的一部分之前，全心全意地對成就眼前食物的天、地、人獻上欣賞、肯定與感恩。讓身心與食物達到同頻率的諧波共振，吃進的食物可以被身體消化吸收，不會產生過敏、腹脹、不消化，如此就能享受肚腹滿足、身體輕盈的美好結果。

餐墊的材質很多，通常以易清潔、防水、不沾油污、隔熱、耐磨、不傷桌面的原則為主。若從能放鬆情緒，帶來用餐好心情的角度，則屬天然材質或手做的餐墊最吸引人。自己收集的餐墊中，屬於度假風的竹編、藺草編餐墊，的確有迅速轉換時空、調整心情的效果。至於常用、最合意的餐墊，還是自己剪布手縫，搭配柿皮、洋蔥皮、薑黃、紅辣椒做染料的餐墊，這個餐墊散發著淡淡的植物香氣，可防蟲、防霉、除味，用完即收捲起來，也不擔心異味，特別適合出門攜帶使用。

餐墊的顏色對於促進用餐時的注意力也大有助益。在一篇協助過食者的研究報告中指出，食物和餐墊、碗盤餐具、餐桌之間的顏色對比，與視覺產生的交互作用會影響食量。對比越強烈，越能使吃飯的人保持警覺，只食用適當的分量。而顏色反差不大的情形，就很容易順口的一口接一口、超量而不自覺。難怪，好友從不擔心孩子少吃蔬菜，因為這個聰明的媽媽在原木餐桌鋪上草綠色餐墊，再用個可愛的青蛙綠餐盤，所以，孩子們對蔬菜總是來者不拒啊！相較於自己的紅餐桌、黃餐墊、藍色碗盤，就知道我進食有多麼謹慎。

餐墊竟能對減重產生偌大影響，真是始料未及！它徹底改變我的用餐環境、習慣，從將就著挪移鍵盤，擠在電腦前倉促吞嚥，到認真收拾餐桌雜物，擺放好餐墊，安心從容的坐下吃飯。現在的我，更受惠於餐墊所帶來的提醒，藉著餐墊來做食物的分辨與挑選，即使外出用餐，面對滿桌的菜，也能選出適合自己的食物。在吃、不吃之間，清楚感受身體和食物之間的親密關係，以及身體給食物的回應。

撐舉
減重行動

身材變形走樣，與其怪罪時間、抱怨地心引力，我們可以做的是訓練身體的核心肌群，恢復美好體態。

核心肌群是指位於人體中心，前後腹、背部和骨盆部位，負責穩定、支撐脊椎，協調肢體活動的所有肌肉，是人體肌肉中最重要的肌肉群。核心肌群是保持舉止優雅的基礎，日常生活裡的各種動作，如吃喝、行走坐臥，以及彎腰、轉身、抱小孩，就連咳嗽、打噴嚏，全都需要核心肌群的力量。甚至於使小腹凸出的內臟下垂，還有小腹之所以容易囤積多餘的脂肪，也和核心肌群的鬆弛衰弱有關。造成小腹凸出的原因有很多種，其中久坐、姿勢不正是兩大主因，但只要核心肌群強壯，我們就能隨時保持良好體態。

大受歡迎的撐舉可以有效鍛鍊核心肌群，可說是目前瘦小腹最熱門的動作，不僅簡單易學，也是相對安全有效的選項。相較於汗流浹背的劇烈運動，撐舉屬於靜態肌訓。每次練習到全身肌肉微微顫動時，一股和深層肌肉連結的喜悅油然而生，就好像有志一同地在為勻稱的身體線條努力！

撐舉

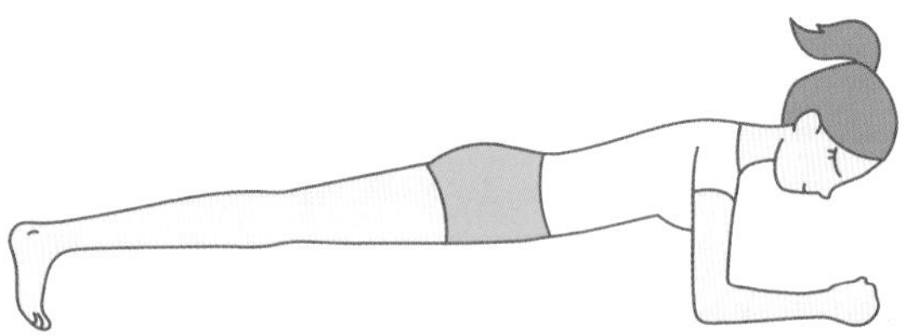

撐舉基本式

①預備動作，身體趴下俯臥，雙手肘打開與肩同寬，以手肘撐地，與地面呈 90 度直角。
②雙手放在肩膀的正下方，亦可雙手握拳，或十指交握。
③雙腿向後伸直，打開與臀部同寬度。
④雙腳腳尖著地。
⑤保持姿勢從 20 秒開始，再逐步增加，每天可做三次。

叮嚀

1. 做撐舉時不要抬頭或低頭，縮下巴、收小腹、夾緊臀部，肩膀不要掉下來，將注意力集中在腹部肚臍處。頭、肩、背、臀、腳保持一直線。
2. 若有高血壓、心血管疾病，或任何身體不適的人，請先詢問醫師、教練意見，以免產生傷害或加重病情。

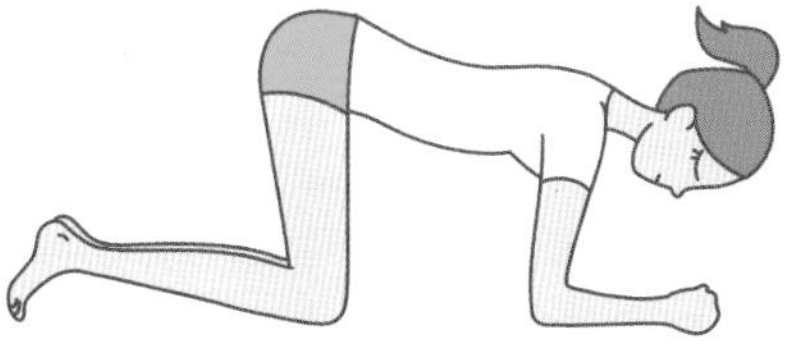

跪姿撐舉

對於撐舉基本式感到困難的人，可先從跪姿撐舉，膝蓋著地的方式開始練習。

①預備動作，身體趴下俯臥，雙手打開與肩同寬，以手肘撐地，與地面呈 90 度直角。
②雙手放在肩膀的正下方，亦可雙手握拳，或十指交握。
③雙腿向後伸直，打開與臀部同寬度。
④雙膝跪地，重量放在手肘、膝蓋，不刻意用力。
⑤保持姿勢從 20 秒開始，再逐步增加，每天可做三次。

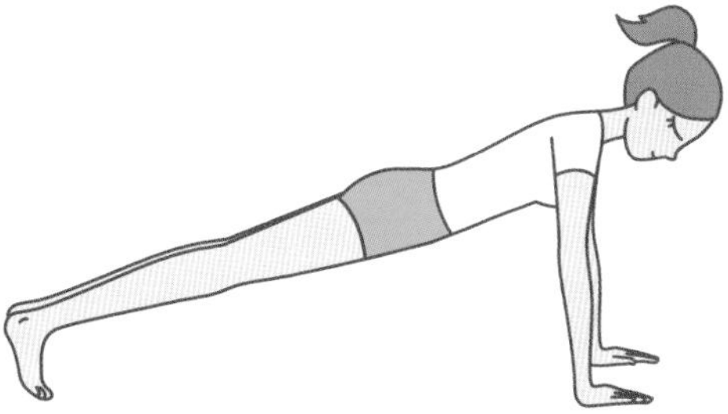

手臂伸直式撐舉

熟悉基本的撐舉後，可以練習將雙臂打直、以手掌撐地的進階動作。

①雙臂打直，以手掌撐地。
②背部保持平坦，不聳肩，不下垂。
③腹肌出力，雙腿向後伸直，打開與臀部同寬度，雙腳腳尖著地。
④保持姿勢從 20 秒開始，再逐步增加，每天可做三次。

動腹
行推
重
減

四十歲以前的生活，兩個字便足以形容：很趕！每天早起晚睡的趕工作，睡前餓極了才三餐擠成一頓的趕吃飯，開起車來像賽車手似的趕時間，就這樣一直趕，把大腸、小腸、直腸全趕到一堆，反覆的便祕、腹瀉、營養失衡之後，出現小腹凸出和體重、體脂超標時，才有如夢中驚醒一般的正視腸道健康。

為了清腸、整腸，嘗試過各種內外並用、多管齊下的方法，然而這些侵入式、激烈干預腸道自然運作的舉動，不但無效，反而變成必須面對頭腦和腹腦互相抗拒對峙，幾乎是無計可施的僵局，讓我透澈的體驗到「Gut Feelings 腸道直覺」的真實性。心情越是緊張，腹部就更加不安。尤其是自己一肚子氣時，敏感易受影響的腸道就形同當機，完全關閉。當時真是在腦滿腸肥的混亂中，急躁慌張的錯待了會思考、有感覺、情緒的腹腦——腸神經系統。

腹部不時的悶痛、脹氣，讓我想起母親為我揉肚子時的手溫、力度，以及那份總能將一切不舒服給揉散、推開的耐心與溫柔。自己練習推揉腹部之後，明顯感受到本來冰涼的肚臍四周和下腹部變得暖和，有時還可聽見腸道蠕動的咕嚕聲，慢慢進步到有便意、排泄順利，跟著來的自然改變是肚子上的贅肉減少。食慾恢復，消化、吸收功能增強，整個人都輕鬆起來。頭腦清晰、情緒穩定、沉得住氣，全都是持續推腹的好處。

推腹

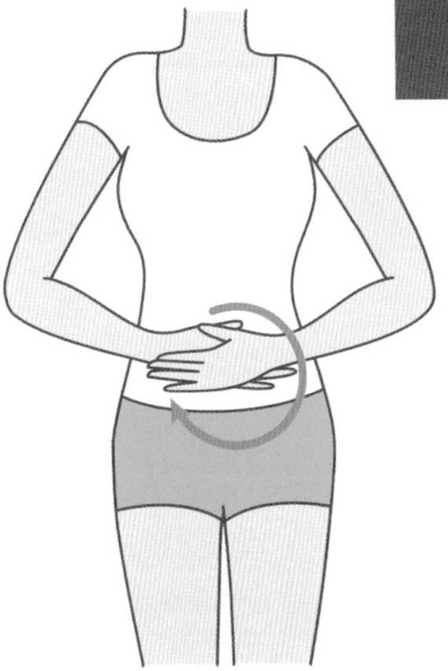

旋轉式推腹法

①雙手重疊，右手放在左手上，以左手掌心按摩肚臍及周圍。
②先依順時針方向，以肚臍為中心畫圓，並逐漸擴大至整個腹部，揉腹 15 次，再逆時針以同樣方式，按揉 15 次。
③推腹時，可適度的往腹部深處按壓。
④可在洗澡時，利用蓮蓬頭熱水柱在肚臍、下腹部做繞圈式的推腹按摩。

功效

以肚臍為中心的推腹法，可促進排便、增強小腸吸收。

橫式推腹法

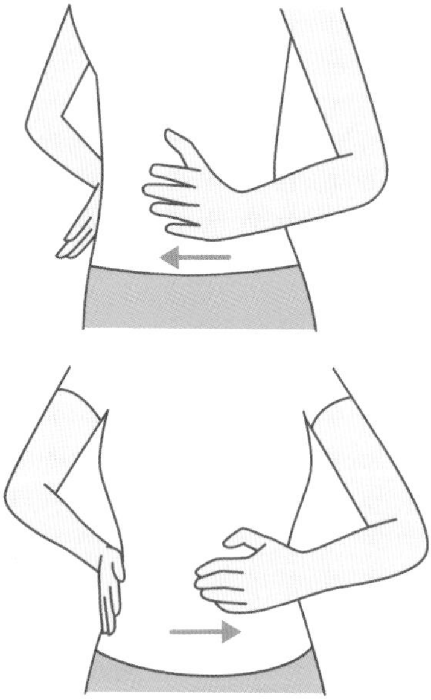

①先將雙手置於腰際兩側。
②左手留在腰際，用右手掌根從右腹部用力推按到左側，再將手指併攏微彎，以指腹拉回右腹部。
③換右手留在腰際，用左手掌根從左腹部用力推按到右側，再將手指併攏微彎，以指腹拉回左腹部。
④反覆左右來回推揉算一次，按摩 15 次。

功效

可促進腹部血液循環、活化腹橫肌。

直式推腹法

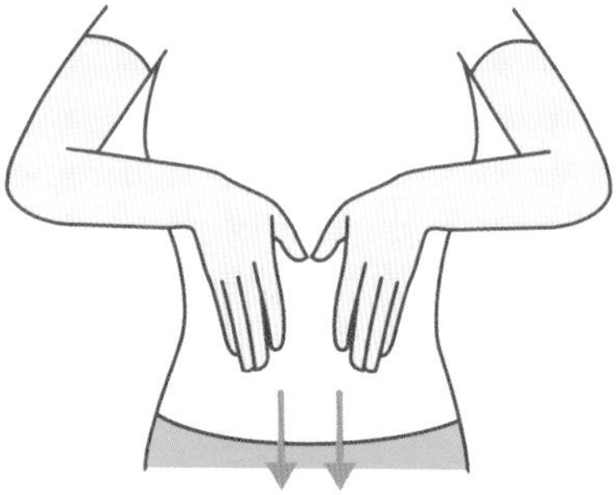

①雙手平齊放在上腹部。
②手掌朝下，由手掌根部慢慢往肚臍、下腹部方向推揉。
③貼著皮膚按摩，動作放慢。
④每次推腹 30 次，早、晚都可以做。

叮嚀

1. 空腹時以及飯後一小時內不宜做腹部按摩。
2. 遇生理期、懷孕及產後坐月子期間均不宜推腹。腹部有腫瘤、經歷過手術、腹部有傷口疤痕者不適合推腹。

第三章

油。

好油是瘦身與心靈潤滑的法寶，若因為怕胖而滴油不沾，
反而會影響代謝瘦不下來。

選擇好油，肚子脂肪不堆積

認識油脂對身體的重要性

在做出吃不吃油的決定之前，先來認識脂肪和身體的關係。人體由六十兆個細胞組成，掌管細胞間營養物質交換與訊息傳遞的重要門戶——細胞膜，其主要成分就是脂肪。再加上，大腦的脂肪比例高達60%以上，神經發育和製造荷爾蒙的原料也都仰賴脂肪。從另一個比較能實際理解的角度來看，脂肪每一公克可產生九大卡的熱量，是相對有效率的能量來源。脂肪還能保持體溫、也可保護沒有骨骼支持的腹腔內臟。顯然，脂肪是身體不可或缺、極度重要的營養素。

脂肪又細分為甘油和脂肪酸，脂肪酸中有兩種人體無法合成，必須經由飲食補充的必需脂肪酸Omega-3與Omega-6。omega-6過多會引起體內慢性發炎，導致發胖，所以在減重過程中，Omega-3與omega-6要維持均衡比例，最好是一比一，最多不要超過一比四，便能有效控制體重、預防肥胖。

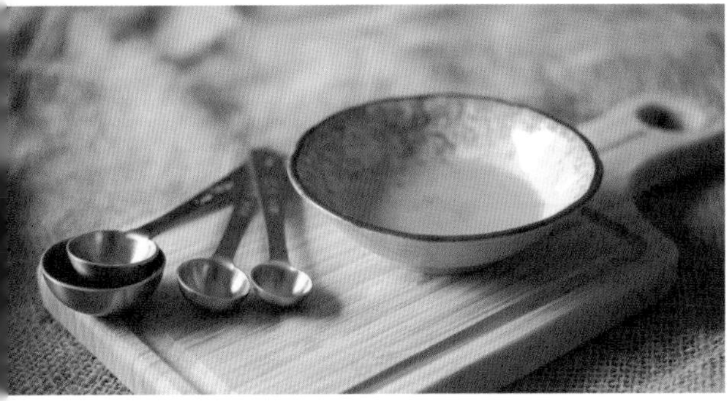

食物入口時，務必看清楚脂肪的來源，從視覺上來說可分為：一、可見脂肪，如動物類的肥肉、五花肉、皮下油脂，以及動物性油脂和植物油。二、需要謹慎的隱藏脂肪。隱藏脂肪可見於麵包、精緻糕點甜品、肉類加工食品、油炸食物和堅果零食之中，有可能是假油、壞油，食用上要特別小心。因此少吃精緻糕點，根據身體需求挑選好油，嘗試多種不同脂肪酸，多攝取富含 Omega-3 的亞麻仁籽油或紫蘇籽油、魚油等。

記得在主持「莎拉心廚房」廣播節目時採訪《水的漫舞》作者，物理學家王唯工教授，曾分享了一道好吃的瘦身私房菜，就是「油包菜」。王唯工教授提及，炒菜時，先將菜放入鍋中乾炒，炒熟後，先熄火再淋油。這個作法的關鍵在於，蔬菜遇熱會脫水變軟，非常容易吸油，因此油量不必多，且因為油會包覆在蔬菜表層，進入胃中，會當成是油脂或肥肉處理，停留在胃部的時間較長，因此能延長飽足感，而實際用油不多，熱量自然不高，也就能輕鬆達到減重的效果。再就是，離火降溫後才拌油，無論是動物油或植物油，都不會產生油煙，也沒有

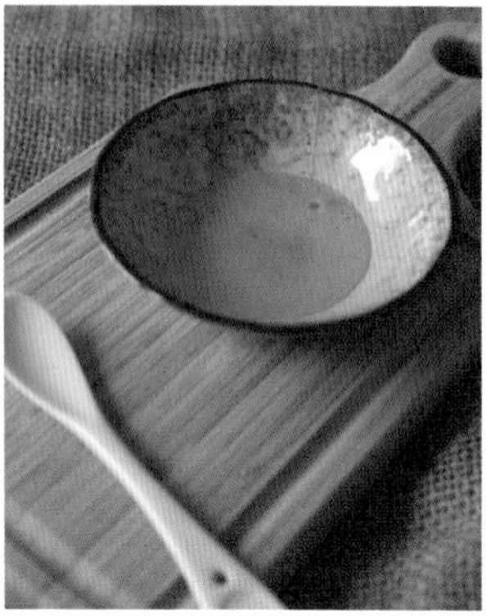

油脂高溫氧化或酸敗的問題，是值得推薦的健康減重妙法。

針對上腹部的贅肉，一定要相提並論的器官就是肝臟，因為肝臟有製造膽汁來燃燒脂肪、分解脂肪的功能。所以，體重增加通常就是從胃凸、腰圍變粗的內臟脂肪聚集開始。而從燃燒脂肪的火爐，變成儲存脂肪的空間，多半由於肝臟細胞膜缺乏好油的脂質（細胞膜的主要成分是脂肪），無法正常分解排出新陳代謝後的廢棄物質，因此而受損的肝臟不能發揮過濾、排毒功能，相繼而來的就是硬化、腫脹、肥大，逐漸變成蘋果型的中廣身材或稱啤酒肚。可見好油的確有排毒、調整體重的效果。目前為止，一直被妖魔化的脂肪，其實對身體相當有益。

知道我敢吃油，親友餽贈都是油，冰箱成了小油庫，從動物脂肪類的豬油、鵝油、羊油，到植物油類的茶花籽油、花生油、芝麻油、橄欖油、椰子油、紫蘇籽油，各種油品交換變化著吃，每一頓飯都吃得津津有味。我發現，搭配好油，即使不刻意控制食慾，也不會過量，齒頰留香的八分飽剛剛好。

天然瘦身食材
好油抹醬（亞麻仁油＋椰子油）

可以肯定，油脂對人體健康具有正面的影響。飲食中適量的油脂，有助於脂溶性維生素A、D、E、K以及礦物質的吸收，且促進β-胡蘿蔔素在體內轉換成維生素A，使人體生長、修復、免疫系統、新陳代謝的運作正常。吃好油，是一件值得用心養成的減重好習慣。

然而，現行施用農藥、化肥的工業化農業、漁牧養殖，以及食用過多速食、加工食品的結果，體內必需脂肪酸Omega-6與Omega-3的攝取比例嚴重失衡，因此產生的慢性發炎反應，是造成提早老化和肥胖的原因。

好油抹醬（Oleolux Recipe），由德國生物化學家、作家布緯博士（Dr. Johanna Budwig）所研擬。布緯博士是研究必需脂肪酸在人體內對健康影響的先驅，她提出Omega-3可保護人體免受癌症和其他病症之苦，其傑出貢獻曾獲七次諾貝爾獎提名。

好油抹醬是結合兩種好油：有機冷壓亞麻仁籽油、有機冷壓初榨椰子油，再加上洋蔥、大蒜香料，所製成的金黃色，氣味、

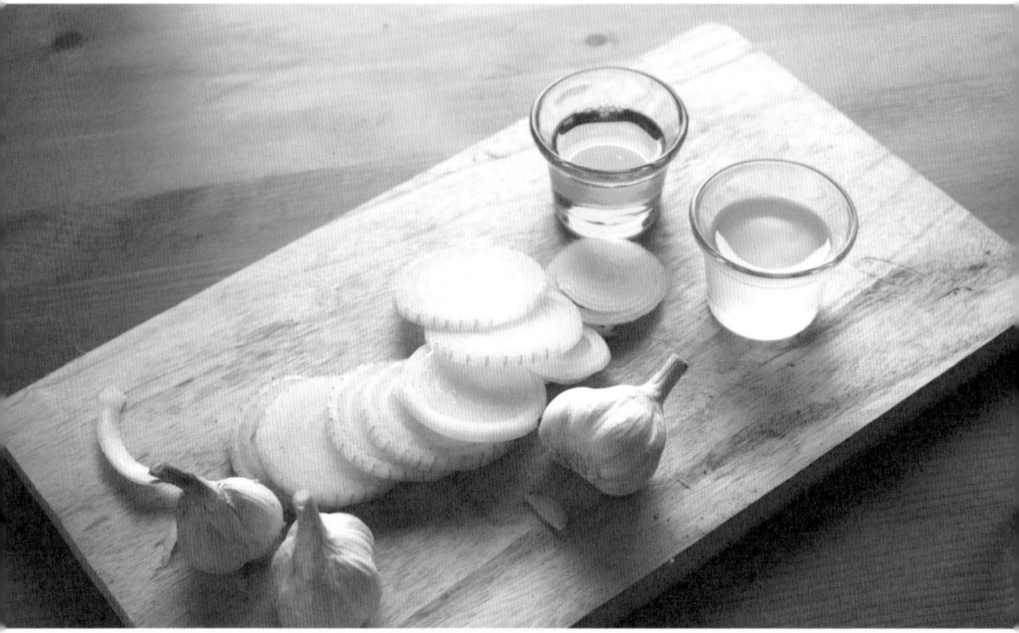

口感都很香濃美味的油品。其中含有豐富的Omega-3脂肪酸，不含膽固醇，是一健康的調味油品，食用方式很多，適合在日常膳食中尋找美味食物和更均衡的飲食方式的人。這個食譜對於減重有很大的幫助，尤其是能減緩、消除身體的慢性發炎，達到瘦身效果。

以有機冷壓初榨椰子油搭配富含Omega-3的有機冷壓亞麻仁籽油，利用飽和植物油來穩定容易因溫度、光線變質的多元不飽和脂肪酸，身體吸收率也因之提高。大蒜和洋蔥，都富含硫化物，也可增加Omega-3的利用。

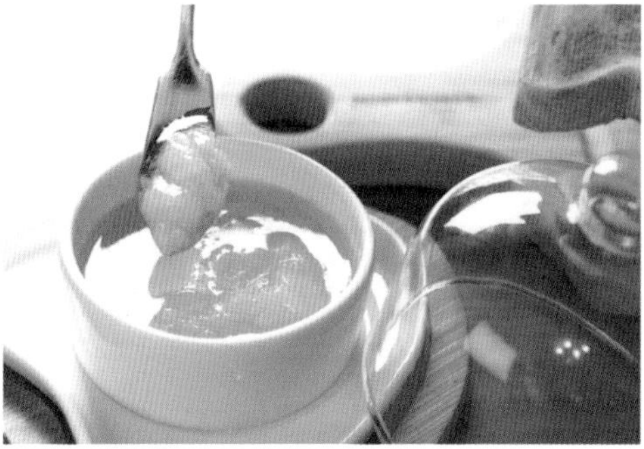

莎拉心廚房

好油抹醬

製作簡單，時間只需 15-20 分鐘。冷藏後會變固體狀，取食保存都很方便。

— 材料 —

椰子油　250g
亞麻仁籽油　125g
大蒜　10 瓣
洋蔥　1 個

— 做法 —

1. 先將 125g 的亞麻仁籽油放進冰箱，冷藏至少 30 分鐘後備用。
2. 洋蔥剖半，清洗乾淨後備用，注意需要先晾乾或擦乾水分，以免濺油。
3. 250g 椰子油入鍋加熱，接著將洋蔥放入熱椰子油中煎煮約 15 分鐘至呈金黃色。
4. 加入蒜瓣，再煎煮約 3 分鐘。
5. 將洋蔥、蒜瓣濾除後，再倒入之前預冷好的亞麻仁籽油，均勻混合。
6. 好油抹醬做好，要放入冰箱冷藏保存。洋蔥和蒜瓣可以當成小菜吃，又香又油的好滋味。

— 食用方法 —

1. 汆燙或蒸熟的蔬菜、根莖類澱粉食物和穀物，都可以用好油抹醬來調味，或拌入熱蔬菜湯一起喝。也可取代劣質的反式脂肪、氫化油，塗抹點心或夾吐司。
2. 特別注意，如果使用好油抹醬拌炒食物，如炒麵、炒飯，只可用最小火加熱，且不能超過 3 分鐘。最好是熄火後、溫度稍降再做調味。

天然瘦身食材
蛋黃油（卵磷脂）

蛋黃油——就在收集減重妙方時，靈光一閃的出現了。關鍵字是卵磷脂，由磷脂質與膽鹼構成的卵磷脂，是人體細胞膜的主成分。卵磷脂可有效修復、活化細胞，促進肝臟的脂肪代謝、預防體內脂肪堆積。它的乳化效果除了可以分解油脂，也有潤滑腸道、軟便、幫助排便的效果。而含有最多卵磷脂的天然食材就是蛋黃，所以經過抽取萃製過程，來自蛋黃的卵磷脂，就稱為蛋黃油或卵油。

印象中，聽長輩們說過蛋黃油的神奇，翻書、找資料加上想像，動手自製蛋黃油囉！真的是沒經驗，手忙腳亂的打蛋、剝蛋、拚命吃蛋白，冒出濃煙異味時，驚動鄰居敲門抗議，到最後蛋黃油終於泌出，即使雙手痠痛還是充滿歡喜！

蛋黃油的確好，家中長輩突發急症，趕緊製作蛋黃油，早晚喝一湯匙，完全康復，活力有勁。這是從《本草綱目》就出現的有效驗方，到了現今，心腦血管這些文明病都可起預防緩解之效。相信富含卵磷脂的蛋黃油，也能幫助我們的細胞消脂、排毒、淨化，恢復健康運作，輕鬆送走腰腹間的贅肉。

莎拉心廚房

蛋黃油

自製蛋黃油，只需要一個條件，就是要有耐心、耐心、耐心！

— 材料 —

雞蛋　至少 20 顆，50 顆以上較好。

— 做法 —

1. 若從生蛋開始，要先將新鮮雞蛋的蛋白、蛋黃分開。
2. 乾鍋，不能有水，也不放油，蛋黃直接放入鍋裡，蛋白用小袋分裝綁好。
3. 也可先水煮熟蛋，剝殼後，蛋黃直接放入鍋裡，蛋白進保鮮盒存放，儘速冷藏，趁鮮食用。
4. 中小火慢炒，將蛋黃攪散。
5. 持續翻炒，蛋黃從濕潤的金黃色，慢慢脫水變成乾燥的顆粒。
6. 蛋黃從土黃色→茶褐色→深黑色，這時會開始起濃煙、有焦味。
7. 轉成最小火，繼續翻炒，原來散散的顆粒，會變得有些黏稠。
8. 大約在兩小時後，開始泌出黑色液體，就是蛋黃油。

— 食用方法 —

蛋黃油因蛋味濃厚，因此不適合用來拌飯、拌麵，請像營養品一樣直接服用。早晚一湯匙即可。

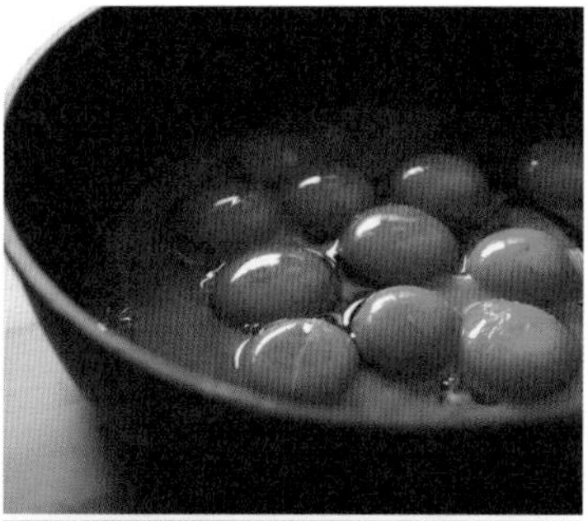

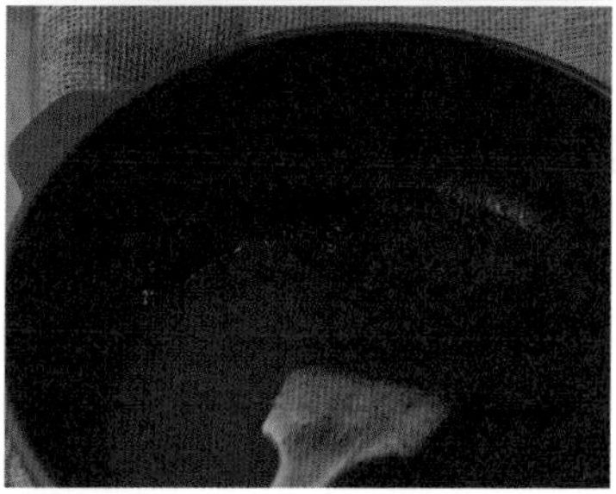

叮嚀

1. 挑選自然放養的雞蛋最好。
2. 新鮮度很重要，若能買到當天生的蛋，沒進過冰箱冷藏的蛋，最理想。
3. 以紙或濕布擦拭外殼，蛋殼上不要有水，以免滴入鍋中。

羅勒精油

陽臺盆栽了幾種迷人的香草植物，方便烹煮時隨時採摘，羅勒就是其中之一。它特殊的芳香，最能使菜餚加分，記憶中最好喝的普羅旺斯魚湯，就是羅勒帶出來海鮮的自然氣味。羅勒的品種很多，是超過百種的大家族。在臺灣有九層塔這位同科的好兄弟，各有擅長，都很受歡迎。小盆裡的羅勒很爭氣，時發新芽，長勢甚好。有時飯後掐幾片嫩葉煮茶喝，對於吃太飽所造成的消化不良、脹氣，頗有舒緩功效。

因壓力或吃飯太快引起的胃部緊縮不適，經由嗅聞羅勒精油的香氣，可以達到放鬆。面臨情緒低潮、沮喪焦慮時的食慾不佳，可先點精油燈，緩和情緒後，並輔以輕柔的胃部按摩，恢復饑餓感時再進食。

常使用羅勒精油做整個上腹部，從肋骨以下，包括腰、背一起按摩，不僅是對胃部很好的保養，也能強化腰腹部的肌肉、皮膚，保持緊緻彈性，身形曲線窈窕。配合同樣對胃有極大助益的花生油一起按摩，便祕、腹瀉、消化問題都會有所改善。

羅勒精油按摩

❶羅勒精油具有類雌激素的特性，對女性生理期有調節作用，但要注意濃度。製作按摩油時，要調入基底油稀釋，精油比例低，最好保持在1%到2%，以免引起皮膚過敏。

❷選用花生油作為基底油。透著金黃色澤，散發著淡淡的甘甜、堅果香氣的花生油，飽含單元不飽和脂肪酸、維生素E，經皮吸收的效果好，搭配羅勒精油一起按摩，更能促進深度血液循環。可放鬆身體，舒緩腰部關節、肌肉疲勞痠痛，同時代謝體內廢物毒素，幫助排便。

❸取用花生油十五毫升，羅勒精油三滴。先將花生油隔水溫熱，再滴入羅勒精油，調勻後即可開始按摩。

用油須知

1. 羅勒精油要稀釋使用。
2. 孕婦、嬰幼兒不適用羅勒精油。生理期、哺乳或正接受醫療、服用雌激素藥物者，或有特殊醫療條件者，請在使用前諮詢醫生或專業芳療人員。
3. 使用前，請先將按摩油塗抹在手肘內側，測試是否會引起皮膚過敏。

按摩肚子的方法

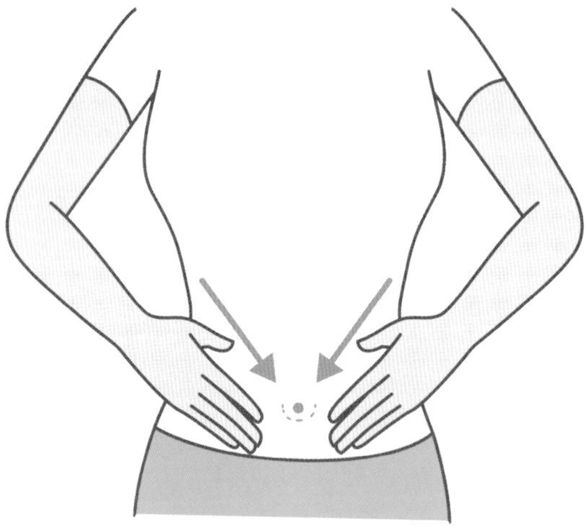

下推按摩法

①將按摩油倒入掌中，雙手互搓均勻。
②以站姿或坐姿按摩。
③雙手從腰際兩側、肋骨邊，略為斜下往肚臍方向按摩，直到小腹。
④用手掌根有力度的慢慢推，但不過重。
⑤按摩 20 到 30 次即可，按摩油會被皮膚吸收，無須擦拭。

功效

下推按摩法對於腹部硬實的胃凸、內臟脂肪肥厚，特別有幫助。

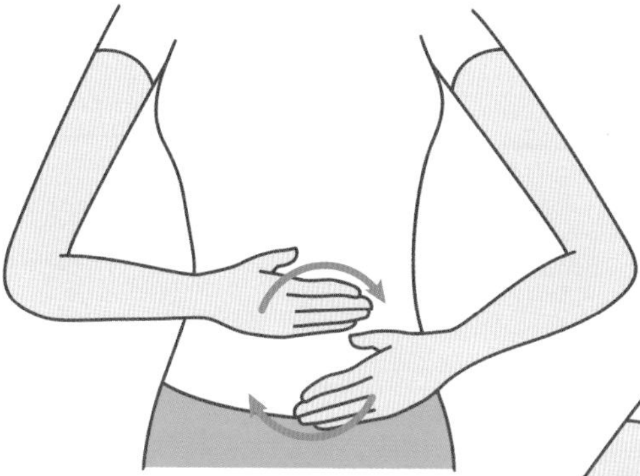

▲進行按摩時，右手
在前、左手在後。

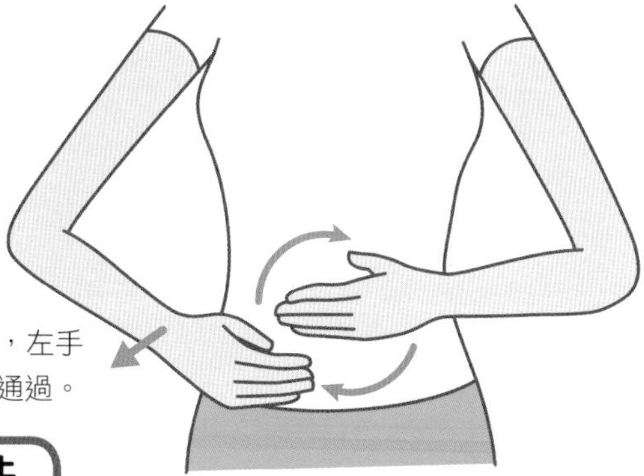

▲兩手交會時，左手
抬起讓右手通過。

雙手交叉按摩法

①將按摩油倒入掌中，雙手互搓均勻。
②以平躺的姿勢按摩，效果會較好，站姿或坐姿也可以。
③在肚臍周圍及上方靠近肋骨，屬於胃的部位和腰際兩側，都塗抹上按摩油。
④雙手同時以順時針方向按摩胃、上腹部，有力度，但不過重。雙手連續按摩，右手在前，左手在後，兩手交會時，左手抬起讓右手通過後再放下，繼續按摩。
⑤按摩 10 到 15 分鐘即可，按摩油會被皮膚吸收，無須擦拭。

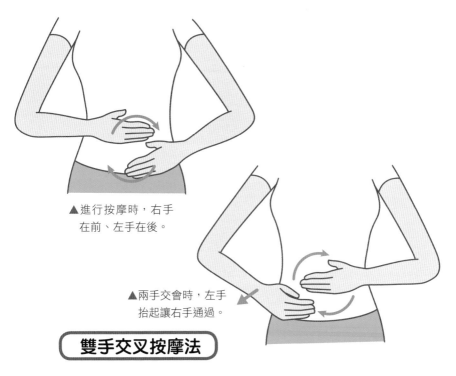

太陽神經叢

太陽神經叢的能量種子：自尊

如果非要計較身體哪個部位最容易發胖、變形？答案肯定是上腹部，胃、腰、背環繞一圈的整個範圍。通常，褲腰的皮帶發緊、襯衫扣不上，就是第一個提醒的訊號，促使我們隨即警覺，並做出適當的調整。所以，上腹部的脂肪其實是很忠誠的反映情緒對身體的影響，而且將體內臟器的狀態，明顯呈現於體表，以期有改善的機會。事實上，近十年來的醫學研究確認，脂肪組織是內分泌器官，透過瘦素、脂聯素等荷爾蒙來調節各種生理機能，這真是值得欣賞的人體智慧。

極為靈敏有感的上腹部，屬於第三脈輪，是人體由下而上的第三個能量中心，介於肚臍以上到肋骨之間的腹腔，包括胃、肝及膽囊等主要器官，也稱為太陽神經叢。第三脈輪的位置彷若樞紐，承接來自於上的強大能量，往下引導傳遞，同時也向外發散，像太陽一樣不斷分享、釋出能量。

胃也有相似的特質，周圍密布著神經，胃部神經不僅傳送訊息，調控飢飽反應，也有收集資訊的功能。胃有如一個容器，將食物承載收納之後，再進行統籌、管理、分配。然而，「容」這個字，意味著沒有揀擇的照單全收。除了各種主動攝取的食物與液體，所有的情緒，以及潛意識接收的能量，都不自覺的吞忍下肚。胃的周圍有很多神經，很敏感，所以會有一層層的脂肪像是在隔離阻絕外來壓力，常見的啤酒肚、上腹部突出，肥厚冷硬的脂肪，就像是防護盾，是隔離壓力源的自保配備。

學習運用太陽神經叢的光明能量，可以協助我們相信自己擁有一切宇宙資源的支持，有能力做決定、善待自己，尊重自己的需要與無可取代的存在價值，培養自我實現的滿足感。互動溝通時，站穩立場的以溫暖、圓融的態度表達意見、交流異同，允許自己有進退的彈性，不帶抗拒與防衛的與人合作，共同實現理想。心理健康，新陳代謝也會好，當身體溫暖就不會為了保暖，積聚脂肪在特定部位。一個有自尊的人，必定是腰身柔軟、曲線動人，如太陽般的溫暖、充滿吸引力。

照顧自己的太陽神經叢：

❶閉上雙眼，右手懸空、不接觸皮膚，放在胃部的中心位置。
❷想像胃部是一扇敞開的大門，展現出黃顏色的能量。

❸用心眼看見太陽神經叢湧流出明亮的鮮黃色能量，對自己說：我的胃正在接受淨化、平衡。

❹先以右手，在胃部逆時針轉三圈排氣，做好後輕甩右手，消除負面能量。可重複此步驟，直到感覺舒緩。

❺再以左手，在胃部順時針轉三圈補氣，做好後輕甩左手，消除殘餘能量。可重複此步驟，直到感覺舒緩。

❻觀想太陽神經叢煥發著明亮的鮮黃色能量的同時，雙手上舉過頭，在空中揮動，連做七次即可。

❼雙手輕撫太陽神經叢，觀想胃部大門慢慢闔合上。

❽感受自己像一棵在土中深穩紮根的大樹，堅定茂盛。

補充

1. 能量運行方式是左手進，右手出。
2. 逆時針轉代表排氣，順時針轉代表補氣。

減重心法
腰鍊

想像一下，穠纖合度的身材，腰際垂繫著一串美麗的珠鍊，這是一個多麼令人心動的畫面啊！從柳腰、纖腰、楚腰、蜂腰、水蛇腰、小蠻腰，這些讚頌的形容詞，即可看出古今中外對纖細腰身的美，所展現出的一致肯定與欣賞。如此難得的意見相同，普遍的解讀是，因為細腰就是健康的指標。的確，觀察一個人是否充滿生命力或靈活，就得從腰看起。而女人承載著孕育生命、繁衍後代的神聖使命，腰部的柔韌有力，則更顯重要，可惜，似乎會錯了意，只為擁有沙漏般的S曲線，竟甘願綁上馬甲、束腹、腰片，硬勒出令人窒息的腰瘦！這真是自戕，完全失去了健康的本意。

事實上，腰是連結人體上下的關鍵樞紐，一定要保持腰部肌肉的柔韌彈性，才能發揮穩定身體，以及緩衝壓力的保護作用。曾經在接受儀態訓練時，學習到避免胃凸、傴僂，一定要記得收腹、挺腰，這也是充滿自信的肢體語言。練習過程中，每個人都戴上腰鍊，藉著腰鍊的移動、鬆緊和位置高低，可以很清楚感受到自己的腰圍大小和姿勢變化。如此自然、沒有壓迫感的輕微提醒，效果超乎想像得好。

腰鍊，源自數千年前的埃及古文明，盛行於非洲的身體美學，印度婦女也有配戴腰鍊的傳統。腰鍊不僅只是漂亮的飾品，人們會於各種慶典、祈福、宗教儀式中配戴腰鍊，顯現身分地位。通常，腰鍊都是量身打造，因此在製作腰鍊時，會為了傳遞幸福及各種心意而串連特定的珠子。姊妹閨密之間，會為彼此在步入新的生命歷程時準備腰鍊，作為結婚的嫁妝、懷孕生子的禮物，這都蘊含著互相尊重、保護、讚美的意義。

時光荏苒，一個又一個的十年過去，我越來越能領悟到腰鍊象徵的深意與祝福。一路前行的人生旅程中，不斷的擺盪在無法如願逃離，想要變成另一個人，或是想要活在他方的沮喪，也為身材不夠好而感到羞愧，甚至連想愛自己的身體，都成了一種不自在的強迫。身體是一輩子相伴、不離不棄的家人、夥伴，我們要忠誠以對，不因為不符合我們對身材的要求，就捨棄不要、抽脂割掉，或用束腰馬甲綑綁。為自己戴上意味著連結、承諾、約定的腰鍊，與自己的身體和好。不論高矮胖瘦，胃凸與否，腰鍊環繞著身體，就是全然的包容，接受一切。

配戴腰鍊，沒有身型、年齡的限制。透過對腰部線條的肯定，清楚的定義自我，提升形象，尊重身為女人的價值，時刻讚美著女人柔韌身體中所蘊含的強大力量。用串珠為自己手作一串腰鍊，把愛圈起來。

動行重減 敲帶脈

我相信，只要有專注的意念，再加上能產生正面能量的行動，最後絕對可以心想事成。即使是乍聽之下，總是吃力又難以見效的減重，都要帶著輕鬆、喜悅的心情，找到其中樂趣。

敲帶脈，就是這樣特別有效，好玩又容易的運動。帶脈，在此指的是「帶脈穴」，它位在腹部靠近腰側，肋骨與髖骨（骨盆突出處）的中間。

敲帶脈的意思，就是要敲搥帶脈穴。

敲帶脈的方法極為簡單，只要雙手握成空拳，在左右兩側的帶脈穴上輕敲即可。輕重程度依個人承受範圍做調整，以舒適不痛為原則。敲帶脈，之所以能夠如此輕鬆卻超級有效，主要是因為帶脈穴正處於帶脈經絡巡行的範圍，但在歸類上則屬於膽經，帶脈緊實、膽經消脂，敲帶脈兩者的功效都能發揮。每天敲帶脈穴三百次或十到十五分鐘，堅持練習，即可常保身材窈窕。

藉著敲帶脈這個動作，而能夠從中獲得極大好處的重點，在於姿勢。敲帶脈要選晚上睡前的平躺姿勢，最是有效。仰臥時，腹內臟器比較能舒展，敲帶脈有如活化腹肌，可協助骨盆和內臟歸位，恢復腰身。也因為敲帶脈後，即進入睡眠的修復，不單是睡眠品質變好，淨化也更徹底。帶脈總束人體經絡，像一條繫帶，緊箍在腰部，所以敲帶脈也是在幫肝膽經排毒，情緒鬱結、不暢快，反應出來的腰間肉都能得到化解。如此一來，只要敲敲帶脈，就能把腰腹積存的脂肪贅肉都敲乾淨。

散步的時候，也能配合敲帶脈，輪流著用靠近大拇指的拳眼、小指附近的拳輪，或拳心、拳背來敲，同時能鍛鍊到手上的經絡，一舉數得。

敲帶脈的好處：

消除便秘　帶脈穴剛好在結腸的部位，右為升結腸，左為降結腸，透過震動結腸，幫助腸道蠕動，通腸排便的效果一流。

細腰平腹　新陳代謝緩慢，脂肪累積在腰腹部，變成贅肉。帶脈一旦通暢活化，腰圍自然縮小、胃凸消失。

減少水腫　上腹部突出與食物、水分消化不完全有關，敲帶脈可以疏導滯留胃部的水分，調節循環，利水去濕。

敲帶脈

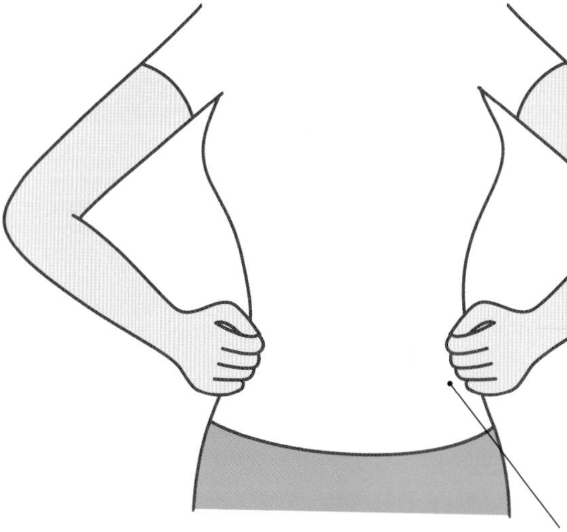

位置

帶脈穴位於腹部靠近腰側，肋骨與髖骨（骨盆突出處的中間）。

敲帶脈

①雙手握成空拳。
②在左右兩側的帶脈穴上輕敲。
③每天輕敲 300 次，或是 10-15 分鐘即可。

功效

敲帶脈可以幫助緊實腰身，還可刺激膽經，促進肝膽經排毒、消脂。

叮嚀

懷孕、生理期時，不要敲帶脈。

減重行動
縮肚

在這段撰寫減重書稿的日子，自己滿心感恩的發現，曾經的病痛，竟成為生命中受益又蒙福的難得經驗。坐骨神經痛的滋味，讓我學會照顧腰腹，養成縮腹挺腰的習慣，值得！

人體只要在生活中時刻關心飲食、體溫、腰圍大小，超重、肥胖都有可能預防。被視為減重難題的腹部肥胖，不僅影響外型，對心情也是打擊！難在腹腔沒有骨骼，完全依靠較厚的脂肪層對腹腔內的臟器進行固定與保護，以及腹部肌肉，包括：腹直肌、腹橫肌、腹內斜肌、腹外斜肌，才能使身體做出前後俯仰、左右轉動和側彎的動作。所以，如果腹肌無力，就不能收束、緊固內臟，再加上地心引力，就會出現內臟下垂、胃凸的情形。

通常，為了平腹、瘦腰，最常見的運動是鍛鍊腹直肌的仰臥起坐。但是，重點來了，腹部累積的脂肪層即使認真運動也很難看見效果，讓我們沮喪不已。此時，請一定要先做縮肚熱身，先用縮肚減少腹部脂肪，再進行肌肉鍛鍊，之後鍛鍊腹肌才會順利。

運動生理學研究發現，持續、穩定的運動，會促使脂肪燃燒、釋放能量，因此能夠有效的減少體內脂肪。縮肚，看似簡單，實際上是在緊縮核心肌群，能鍛鍊深層的腹橫肌。規律、長時間的練習，養成縮肚的習慣，形成肌肉記憶，腹肌有力，自然就不會囤積脂肪。縮肚，不論是自我感覺或外觀看來，都有讓身形立即加分的功效。

初期練習縮肚，可以背部靠牆站著縮肚，是較為輕鬆的方式。平日坐辦公桌的人，亦可利用坐姿縮肚。走路散步時，搭配縮肚動作，平腹瘦腰的效果更是加倍。還有，沐浴、泡澡時也是一個縮肚的好時機，不只可確實檢查動作標準與否，也可用手掌和熱水來幫助肌肉恢復彈性。只要有心，一定能安排出時間，堅持瘦身行動。

縮肚

①站姿或坐姿均可，若是坐姿，雙腿膝蓋要併攏。

②練習挺直背部姿勢，雙手併攏往頭上方伸直，兩手臂緊貼雙耳，雙眼平視，收下巴，不往後挺，儘量向上提伸。這時，可感受到腹直肌伸展，腹部鬆弛的贅肉會有緊實感。

③身體保持背部直立的姿勢，雙手放下。肩膀放鬆，不聳肩、不挺胸，保持自然呼吸。

④用腹肌縮肚，不刻意閉氣。心思專注在腹部，肩膀放鬆，不聳肩也不要彎腰駝背。數到30，是一次完整動作。

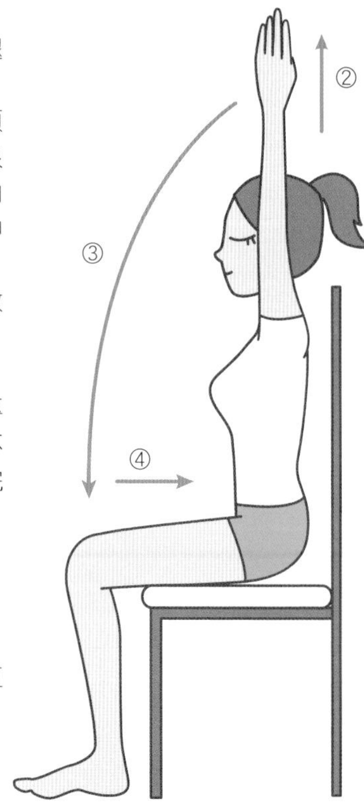

功效

腹部平坦、穩定脊椎，保持背部直立，呈現優雅姿態。

叮嚀

1. 每天可依照自己作息操練，次數不拘。
2. 進食、飽腹的狀態不宜縮腹。

第四章

鹽。

礦物質是人體不可或缺的微量元素，能養好身體，還能帶來好精神。

補充礦物質，雕塑美背瘦手臂

天然好鹽幫助提升身體代謝力

每個人對吃的講究不盡相同，品味也各有堅持，但是，提到對鹽味、鹹度的反應，可就真的是完全主觀且無法妥協。曾遇過最特殊的經驗就是，飲食謹慎的朋友只到固定的飯館，或乾脆要求餐廳廚師不要撒鹽，僅用自己隨身攜帶的鹽做調味。顯然，大家都為了心血管健康，付出了極大的努力。

被食品工業嚇怕的我們，不能只因為食品中為刺激口感、降低成本、延長食物保存期，而經由離子交換膜電透析技術所產製而出，成分單一的氯化鈉精製白鹽，就忽視了人體絕對需要鹽的事實。我們的血液，汗水、眼淚、鼻涕都是鹹的，每一個細胞需要的是來自以日晒、挖鑿或手工古法所熬煉出的天然海鹽、礦物鹽裡的無機鹽，也就是礦物質。

礦物質是人體無法自行製造的微量營養素，體內礦物質的主要來源是從天然好鹽中攝取。少了鹽所含的豐富礦物質和微量元素，心肌將無法有效收縮，腦部神經傳導也會受到影響，

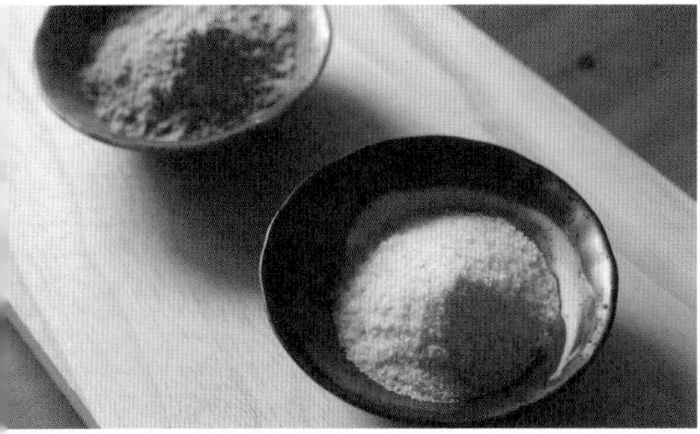

血糖、血壓和內分泌的穩定、體內的水分、酸鹼平衡都靠礦物質調節，體內各種酵素無法生成、維生素也不能吸收，天然鹽中所含有的鈣更是構成骨骼、牙齒的主要成分。最明顯的例子就是，大量體力勞動的人，要吃足夠的鹽，才能消除疲勞、恢復體力，就是因為鹽所含有的礦物質。

現代人常見的各種慢性病、過重、水腫、骨質疏鬆，歸根結柢都是因為礦物質的不均衡。大家都像走鋼索似的在食品含鈉、蔬果含鉀、補鈣要加鎂之間，小心翼翼的求取平衡。其實，只要用心飲食，好油配上天然鹽，鈉、鉀、鐵、銅、鈣、鎂，自然能在和諧的比例下協調運作，發揮最大效率。

缺乏礦物質所引起的肌肉無力、水分代謝不完全，也會在身體上顯現，形成令人尷尬的上背部贅肉、蝴蝶袖。還好，可以借重天然好鹽的功用，使肌膚柔細、白晰、緊實，修飾出美麗的背部與纖細雙臂。

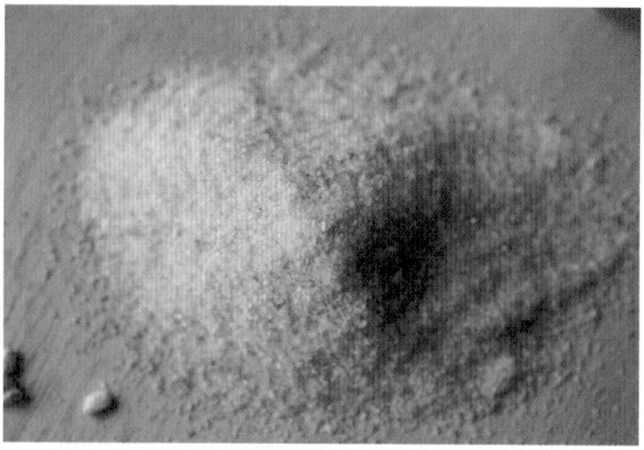

天然鹽體膚膜

— 材料 —

天然鹽（細顆粒） 100-300g
蛋白 1-3 顆雞蛋
蜂蜜 1-3 大匙
保鮮膜 1 盒
大浴巾 2 條

— 做法 —

1. 一大匙蜂蜜搭配一顆蛋白的量攪拌均勻。
2. 拌入天然鹽，攪拌到撈起時不會從湯匙上掉下來的程度。
3. 在床上鋪好大浴巾。
4. 撕好與背部同寬度的保鮮膜 2-3 張，按照背部到腰的長度上下排好。
5. 將天然鹽體膚膜均勻塗抹在保鮮膜上。
6. 以仰臥的方式，背部貼住保鮮膜上的天然鹽體膚膜。
7. 靜躺 10-15 分鐘，撕下體膜沖洗乾淨即可。
8. 繼續在雙手臂上均勻塗抹體膜，待 10-15 分鐘後，沖洗乾淨。

— 功效 —

結合蛋白收緊除皺、蜂蜜美白保濕、天然鹽活化排水三重功效。

天然鹽按摩手臂

— 做法 —

1. 將天然鹽、橄欖油以 1:1 調勻。
2. 手沾上油鹽混合物，從腋下到指尖，輕柔地按摩整隻手臂。
3. 按摩好兩隻手臂後，停留 10-15 分鐘，待鹽份溶解、皮膚出汗時，用熱毛巾擦拭乾淨後再清洗。

天然瘦身食材 鹽麴

有如平地竄起的日本天然調味料——鹽麴，幾乎像魔法般的迅速擴展到全世界，在飲食文化多元的紐約、慢食運動興起的義大利、發酵釀製著稱的德國，還有雖為小國但以美食自豪的比利時，都備受熱烈歡迎。臺灣、香港更是同步性的流行，家裡的餐桌上也突然冒出這罐友人致贈的調味聖品。

堪稱萬能、百搭的鹽麴，是回歸古味的再創新，其靈感源自於日本江戶時期，舊書文、食譜中所記載的食物保存方式，醃漬醬物的鹽麴漬。鹽麴的風行，和一個家族傳承的感人故事有關。位於日本大分縣佐伯市，一家經營超過三百二十多年歷史的米麴屋，在第九代傳人淺利妙峰接手後，力圖振興家業，期能將原已沒落的米麴賦予全新價值。從二〇〇七年開始，她嘗試著依循古法在米麴中摻入鹽和少量的水，經天然發酵而成鹽麴調味品，於二〇一一年順利轉型成功。不僅成為料理者的最愛，也引起媒體極大的關注。期間有許多人建議她申請製造鹽麴的專利，然而，她卻以要讓全日本的米麴專賣店都生意興隆為由而拒絕了。因為，能夠有效增添食物風味，且富含營養

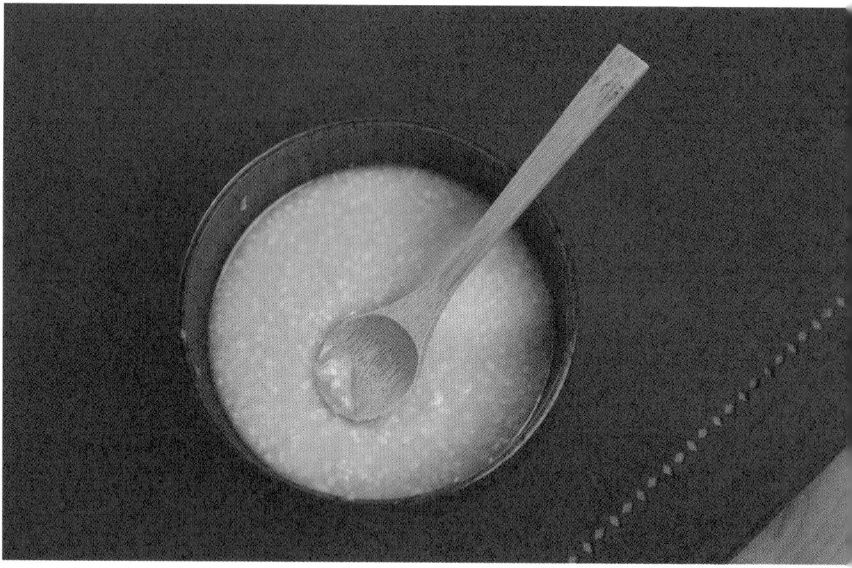

的鹽麴，是每個人都能在家簡便自製的好料。而製作鹽麴原料的需求量大增，也可以藉此推動米麴，使得米麴製造業再次發達繁榮。有心尋寶、滿載而歸的她，胸懷這種有飯大家吃、有錢大家賺的宏觀遠見，真是令人佩服！

從古早味裡挖寶所得的鹽麴，含米麴、天然鹽和水，再經二次發酵而成。相較於一般食鹽，最大的不同點是，鹽麴含鹽量低，卻能夠取代鹽幫助提升料理層次。對於不擅煮食的人，是輕鬆做出健康美味的神奇調味料。

採購鹽麴時，建議選用以天然鹽、有機米麴、好水，純天然發酵製成，需要冷藏販售，新鮮度高的品牌。由於不同廠家的鹽麴，會因為菌種的比例不同、發酵時間的長短、溫度的控制，以及鹹度不同，而各有特色，經品嘗後可挑選合乎自己口味的品牌。

鹽麴的好處：

提鮮入味 除了傳統的醃漬功能，現在更廣泛的運用在涼拌、湯品、熱炒、煎炸烤等不同的烹飪方式，充分符合現今少鹽、少糖、少油的主張，是自然產生鮮甜的醍醐味。

彈嫩好吃 鹽麴所含的酵素，可分解、軟化肉質，更好消化吸收，且能保留食材原有口感、滋味。

通腸消脂 天然發酵的鹽麴，富含乳酸菌、維生素B群、礦物質、微量元素，還有可分解脂肪的酵素——脂肪酶，可調整腸道健康、幫助排便、清除毒素與脂肪。

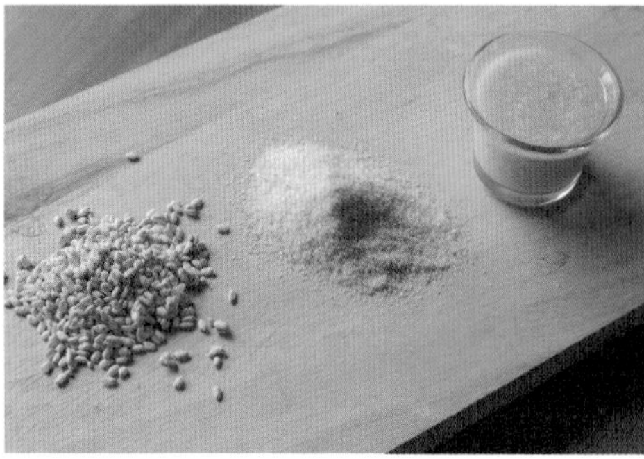

莎拉心廚房

自製鹽麴

— 材 料 —

米麴　100g

天然鹽　30g

水　150cc

※ 鹽麴完成後含鹽量為 10.7%

— 做 法 —

1. 先將米麴剝散，入瓶，加鹽後輕輕攪勻。
2. 加水拌勻後，蓋上瓶蓋，置於室內空氣流通處，約 7-10 天的時間，每天以木勺攪拌，直到鹽麴變成米粥色、乳糜狀，並具發酵所特有的米酒香氣。
3. 放入冰箱冷藏，可存放大約六個月。
4. 於料理中添加鹽麴的比例，基本原則為食物分量的十分之一即可。

叮嚀

因鹽麴的米含有醣分，以鹽麴醃漬調味的肉、魚等食材，在高溫烹調，煎、炒、炸、烤時，容易焦黑、沾鍋，建議鋪上或包上烘焙紙，即可避免發生。

天然瘦身食材
蛋殼粉

完整的天然食材，常在經過分類揀選後，將用不到的部分順手丟到垃圾桶中成為廚餘，這樣的情形，總讓我感到相當可惜，也希望能夠做些改變。因此，設計本書內容時，除了掌握基本的有機、永續原則之外，更要落實「廚餘變黃金」的理念。

愛吃蛋、常做蛋料理的自己，每次看到有如小山一般高的蛋殼堆，就不斷的提醒自己，一定要找出善用蛋殼的方法。

蛋殼含有豐富的鈣質，主要的成分為碳酸鈣，是一種形式、結構與人體的骨骼、牙齒非常類似的鈣質，且易於消化吸收，並含有其他二十多種礦物質、微量元素。這讓我想到，礦物質是人體所需的重要營養素，除了可以從天然鹽、好水中攝取，蛋殼也是很好的礦物質來源。除此之外，蛋殼內側的薄膜，富含角質蛋白及粘蛋白，性質與膠原蛋白相似，對皮膚、頭髮、關節、軟骨，都有助益。

飲食失衡、普遍礦物質攝取不足的現在，身體長期處於隱性飢餓的狀態，豐富充足的礦物質可以協助我們適應飲食，加

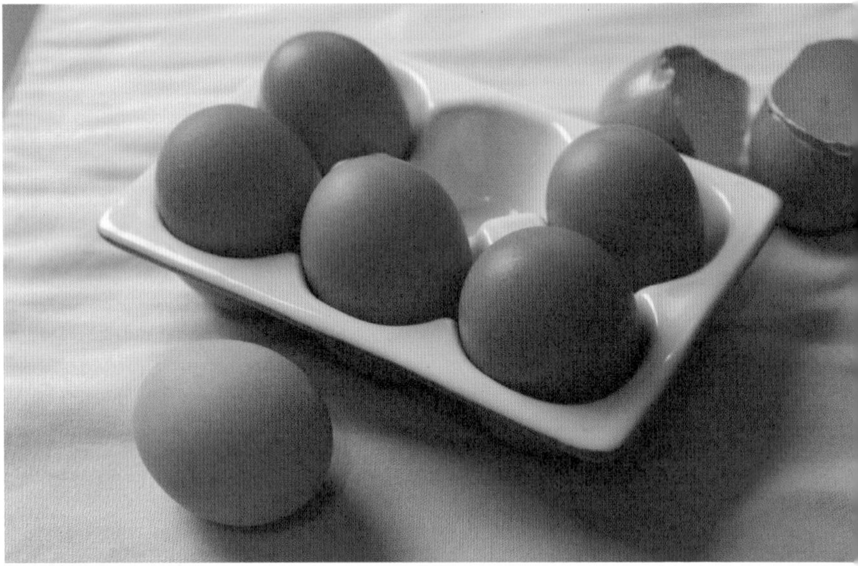

強代謝，消耗卡路里，並維持各項機能良好，對減重大有幫助。所以，能夠有效利用蛋殼，自製最好的天然礦物質補充品，是健康、瘦身兩者兼顧的好方法。

蛋的來源，雞、鴨、鵝蛋均可，最好的選擇是自然放牧、飼養的有機好蛋。因為雞隻健康有活力，蛋殼中的礦物質含量將會更為豐富。

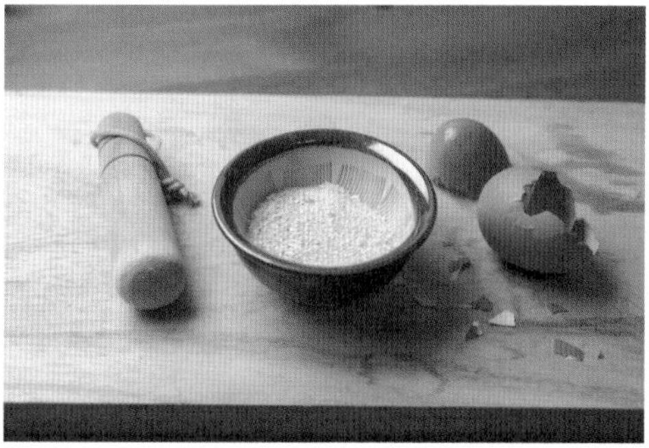

莎拉心廚房

蛋殼粉

— 器 具 —

收存空蛋殼用的盒子（將包裝雞蛋的盒子再利用即可）
湯鍋
咖啡豆研磨機或食物處理機
可密封的有蓋玻璃瓶

— 做 法 —

1. 把空蛋殼集中收在蛋盒裡。
2. 蛋殼存滿一打時，洗乾淨殼內的剩餘蛋白，蛋殼薄膜很有營養，要保留。
3. 湯鍋裝滿約 1500-2000cc 的水，煮沸後轉小火。
4. 小心的將蛋殼放進滾水中，持續沸騰 10 分鐘，水煮殺菌。
5. 取出蛋殼，將蛋殼倒扣在盤子或不銹鋼烤盤上排開晾乾，約 6-8 小時。
6. 放入烤箱，以華氏 200 度或攝氏 95 度烤 10 分鐘，使蛋殼全乾燥。
7. 烤乾後，輕捏碎蛋殼，放入研磨機中磨細，過篩、再磨，重複幾次，直到變成蛋殼粉。也可以再用研缽，手磨成更細的粉末。
8. 存放在密封玻璃瓶中，遠離熱源或濕氣保存。

— 食用蛋殼粉 —

1. 可直接食用，建議從 1/2 茶匙蛋殼粉開始，鈣含量約為 400mg，並含有其他微量礦物元素。
2. 可拌入飲料、果汁、熱湯、白粥等食物中，一起食用。

— 應用蛋殼粉 —

1. 將蛋殼粉加在牙膏或牙粉中刷牙，對於牙齒潔白、健康很有幫助。
2. 沖泡咖啡時，可以加一小匙蛋殼粉，減少咖啡的苦味，更好喝。
3. 洗衣服時，先用熱水浸泡蛋殼粉，再用來清洗衣物，可使衣物潔白。

叮嚀

食用蛋殼粉不要過量，以免攝入過多的鈣，造成體內礦物質失去平衡，恐引起不適。

天竺葵精油

每一款精油都各有靈性，天竺葵像是一個青春甜美又可愛的小仙女，總是帶來明亮與支持的力量。正當在為人體中，象徵著連結與安全感的手臂和背部選油時，天竺葵輕快地跳進懷抱。

天竺葵原產於南非，屬多年生灌木，有鋸齒狀的尖葉和粉紅色小花的香草植物。天竺葵的精油主要萃取自其莖、葉，嫩綠葉子的油色深綠，帶有檸檬、薄荷味；萃取自成熟葉片的油色則稍淺，屬於甜香玫瑰味。天竺葵的品種繁多，每一品種的質地會因栽培產地不同而有些微差異，目前品質最好的天竺葵精油，大多是產自西南印度洋上法屬留尼旺島的波旁天竺葵。也因為天竺葵精油的氣味、特性和功能幾乎與玫瑰精油相同，所以有「窮人的玫瑰」之稱。說實話，天竺葵精油的價格，與玫瑰精油相較起來，真是容易親近許多。

選擇天竺葵精油的原因：

天竺葵精油的運用法

❶天竺葵利於血液循環、排除體內多餘水分，非常適合做為背、胸、雙臂與腋下等淋巴系統部位排毒的用油。

❷對於背、雙臂的痘瘡、粉刺，有很好的消炎、癒合效果，可幫助減輕暗沉、毛孔堵塞、淡化疤痕。

❸溫和抗菌不傷皮膚，可以直接添加在洗臉或卸妝用品中，增加清潔效果，同時滋潤皮膚。

❹可緊實胸、背、雙臂的鬆垂、或是生長紋、妊娠紋、肥胖紋，所以也常當作胸部按摩油。

❺很適合塗抹在腋下，具體香效果。

薰香

將天竺葵精油滴入芳香擴散器。透過嗅聞天竺葵精油的氣味穩定情緒，安全的感受心的能量由手臂延伸到雙手，在心腦平衡、和諧的給予與接受的能量流動中，輕鬆與人互動，建立美好關係。

天竺葵瘦手臂浴鹽

— 材 料 —

天然鹽（細顆粒） 100g
天竺葵精油 3 到 6 滴
小碟子 1 個

— 使用方法 —

1. 手臂上輕拍水或以水浸濕，將天竺葵浴鹽均勻塗敷在手臂的皮膚上。
2. 輕輕按壓，不需用力搓揉。
3. 大約 20 分鐘，感覺發熱出汗，即可沖洗乾淨。

天竺葵精油乳液

— 材 料 —

天竺葵精油　3 滴

面霜或乳液　15ml

— 使用方法 —

1. 天竺葵精油直接滴入平常使用的面霜或乳液中，裝在小瓶罐裡，隨身攜帶。
2. 每次用完洗手間時，洗好手即可用來塗抹在雙臂或背部兩側，可以帶來好心情。

自製天竺葵瘦手臂滾珠瓶香精油

— 材 料 —

天竺葵精油　8 滴

橄欖油（橄欖油氣味淡，不會影響精油芳香）　20ml

小量杯　1 個

滾珠瓶　1 瓶

— 使用方法 —

1. 在量杯中將天竺葵精油、橄欖油調勻後，裝入滾珠瓶，隨身攜帶。
2. 在脈搏跳動的地方，像是手腕、手肘內側、腋下，或是手臂、手掌皮膚有需要淡斑、除疤、減少皺紋、緊實之處，均可塗抹天竺葵瘦手臂香精油。
3. 需要舒緩情緒時，可塗抹於掌心，搓熱後，以深呼吸嗅聞，是很好的安撫。

心輪

心輪的能量種子：安全感

心輪，人體的第四個能量中心，正好處於七個脈輪的中央位置，相當於能量運行的轉捩點。身體腰部以下的三個能量中心，反映出的是求生存的層面，到了心輪所帶來的能量是安全感。曾經以為，安全感只是個很能觸動人心的流行語、形容詞，有助買賣成交的關鍵字，直到自己經營保全企業，才深刻體會到一個心存恐懼的人，不論擁有多少物質與金錢，都無法帶來安全感，也不能體驗到真正的富足。緊抓著因為害怕匱乏所攫取來的替代物質，並不能讓內心獲得真正的安全感。

或許，過去表現害怕、無助時，得到眾人關注的記憶，助長了依賴的習慣，然而內在其實不喜歡受到控制，想要自由獨立、自己做決定。長久的自我衝突下，會轉向從財物、食物上的攫取，來尋求暫時忘卻內外不一的痛苦。然而安全感的建立是漸進式的，需要時間慢慢培養，金錢與物質的享受，雖然可以在短時間內填補內心的空虛，但粉飾太平只是一時，之後空虛與恐懼襲擊的頻率將會越來越高，而填補不安所需的金錢與物質，也會越來越多。

心輪象徵的意義是安心的珍惜、善待自己，才能經驗到全然、由內而生的安全感。心手相連，是心輪的特質，要透過觸覺來感受、分享。在孩子身上最容易看見，以手摸或接觸來體驗生活中每一種真實、新奇、樂趣，展開臂膀擁抱大自然和動物，與造物主和諧相應。透過以雙手來安撫心輪的身體部位，前胸、後背、雙肩與雙臂，可以釋放腦中暗示不夠、缺少的念頭。允許自己沉浸在自主、自足的平安之中，篩選過濾想法，然後鎖定在無虞匱乏的這一刻，慢慢的校準、提升能量，情緒自然轉向，解除恐懼，與內外合一的安全感連結。

增加更多心輪正能量的方法，找一個陽光明亮、心情大好的日子，整理家務。檢視每一家具、衣鞋、飾品、書籍、食物，只留下與自己此刻正能量相合的物件，其餘一律分享、捐贈、轉送。讓所有的阻滯、猜疑、愁苦離開，啟動美好與豐盛的流通，相信安全感所吸引來的，知道自己一切的需求都將如陽光、空氣、水一樣不虞匱乏，將是全面富足的體現。

法心重減
試測力肌

肌力測試是一個了不起的自我認知工具，可以建立身心互相感應的溝通能力，是身心的內在對話。藉著自我問答的方式，你將會發現面對肯定的答案，肌力會變得強而有力，相反的內在的答案是否定時，肌力則會變得軟弱無力。經過多次練習後，一旦建立肌力測試的準確度，會發現身心能夠同步處理訊息、面對挑戰的應變能力變得更強。

效果奇佳，操作卻非常簡單的肌力測試，儘管已經演變出許多不同的方式，但最根本的概念都來自於，整脊醫師喬治・顧哈（Dr. George Goodheart）在一九六四年所提出的應用肌力學（Applied Kinesiology）。簡單的說，人體的能量循環，會受到所吃食物、營養品、環境或情緒所影響，當身體不能保持平衡、健康時，透過施壓於肌肉時的增強抗性或削弱無力兩種反應，來評估檢測身體能量與致病原因或過敏原的關係。譬如：用天然蔬果來做測試，肌肉有力；用油炸食物或食品，就會使肌肉無力，可以藉此找出讓身體不適或疲勞的過敏原，透過身體找到恢復健康的答案。

肌力測試的好處很多，當面對生活中各項選擇，或是需要下重要決定時，肌力測試都可以幫助我們冷靜思考，進而做出最有益、適合自己的選擇。這種順著內在引導的平安，會讓人篤定、有信心，真的是胸中自有定見。

不論是練習或施行，都需要集中精力，專注辨識肌肉訊號、能量變化和身體的感覺。平日練習可從已經知道會使肌肉增強、減弱的物品開始，感受一下手指間的抗力差距。我自己剛開始學習使用肌力測試時，都是用來選購食物、營養品。此刻仍清楚記得，剛學會這個新把戲時的那股興奮勁兒，不管是去市場買菜，還是家裡食物櫃的食材，都不嫌費事的一一檢測、篩選什麼是適合自己的食物，新奇好玩之餘，也著實對身體刮目相看。原來，身體知道很多大腦忽略的事啊！

肌力測試

預備

每一次開始前，給自己至少 10 分鐘的靜心時間。先以兩個問題來讓身心做能量調整、校準，從已知答案的問題開始，例如自己的名字。手指施、抗之間需要熟悉，不是較勁，放輕鬆。

從事肌力測試時，盡量問簡單的直述句，不用疑問句、否定句。僅問自己的狀態，不問與自己不相關的人事物，也不猜測號碼數字，尊重自己。做肌力測試時以非慣用手為主。一般人用左手，左撇子請以右手做測試。

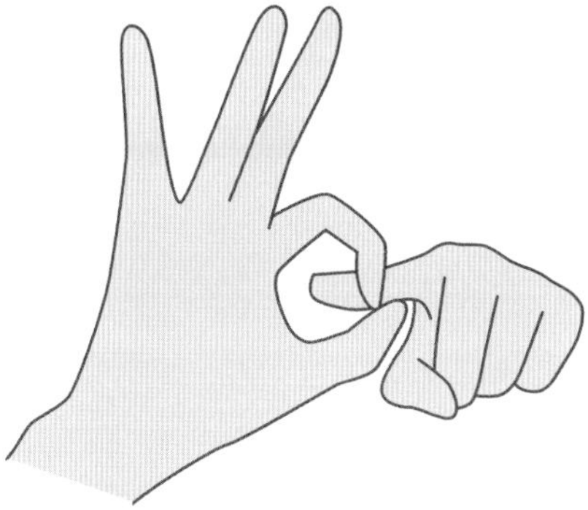

肌力測試一

①用左手的拇指指尖和食指指尖輕觸，圈成一個環。
②右手的食指伸直，放入左手扣環中。
③問完問題後，以右手食指施力，分開扣環。
④左手扣環保持有力、分不開，表示肯定。
⑤左手扣環無力、被食指分開，答案是否定。

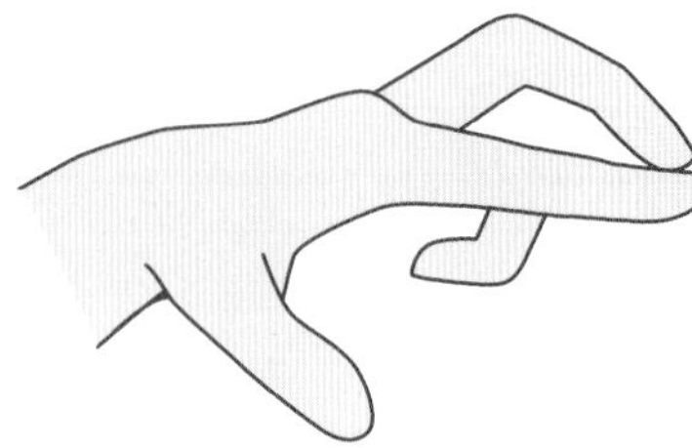

肌力測試二

①左手中指放在食指上。
②中指向下施力於食指。
③若食指保持有力抗性，表示肯定。
④若食指無力下彎，答案是否定。

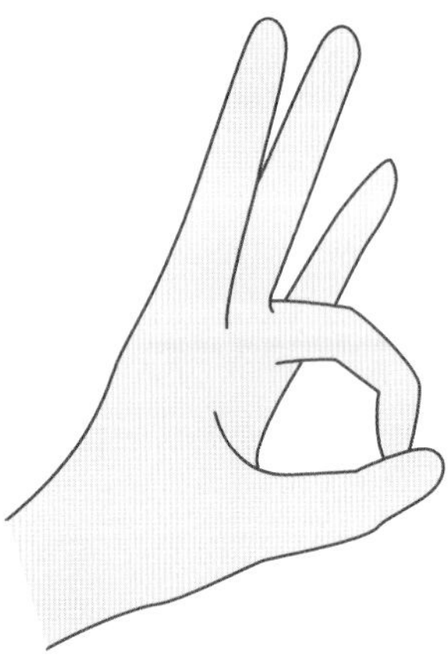

肌力測試三

①左手拇指扣住無名指。
②左手拇指施力擋住向外彈出的無名指。
③拇指有力，擋住無名指不外彈，表示肯定。
④拇指無力，無名指外彈，答案是否定。

叮嚀

1. 做肌力測試時，不戴項鍊、戒指、手錶、眼鏡框等金屬飾品，有鋼圈的內衣也不宜。
2. 不靠近手機、電腦，保持安靜。

動臂行手重轉減

手是心的延伸，當手指在鍵盤上敲出一個個文字，所傳遞的是思想意念，使心聲可以被現實世界解讀，音樂、藝術盡皆如此。難怪，都說雙手萬能。

而這萬能的雙手，依靠著手臂的調度帶動，才能夠有完美的展現。非常簡單易懂的道理，但真正入心的深刻體會，卻是在雙手無法靈活打字時，身體自然反應的以手去按摩手臂的那一刻，我才恍然大悟！手臂有保持身體穩定、平衡的功能，平日行走、散步時自然擺動雙臂，就是最好的運動。但是，現在多以搭乘交通工具、久坐為主的日常生活，能鍛鍊手臂肌肉的機會實在少有，因此，上臂容易積存脂肪、水分，變得粗大、浮腫，不只行動上不便，更是穿衣服的困擾，還得時刻惦記著要夾緊雙臂，別高舉它，就連歡喜快意時，都不敢忘情鼓掌，只怕臂膀肉鬆晃動，著實令人尷尬。

練習轉手臂的動作，有助手臂排水消脂、緊實肌肉，使手臂纖細勻稱。並可修飾腋下到胸部附近的線條，使胸型漂亮。對於長時間用電腦的人，也能夠有效減緩、消除手腕不適。

轉手臂

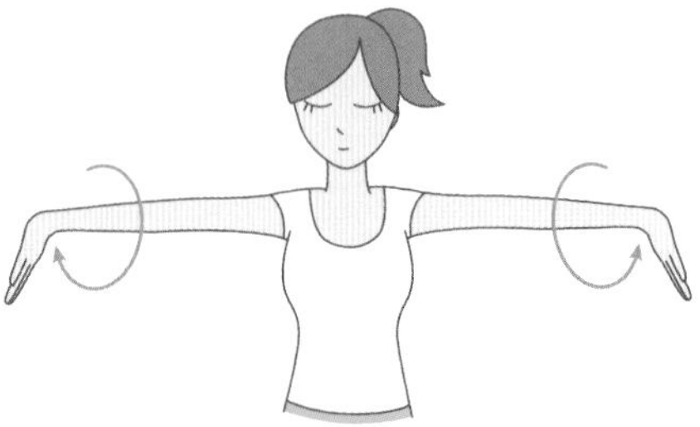

掌心向外、指尖朝下的手臂繞圈

①身體站直，雙腳打開與肩同寬，抬起雙手臂與肩同高，左右伸直。

②雙手掌豎直，掌心向外、手臂往後轉成指尖朝下。一開始做這個動作會較不習慣，初期只要能做到指尖往下，手臂伸直與肩同高，不下垂即可。

③先右手順時針、左手逆時針方向繞圈 15-20 次。

④再右手逆時針、左手順時針方向繞圈 15-20 次。

⑤用整隻手臂的力量繞圈，幅度不用大，要感受到手腕有肌肉拉緊的感覺。

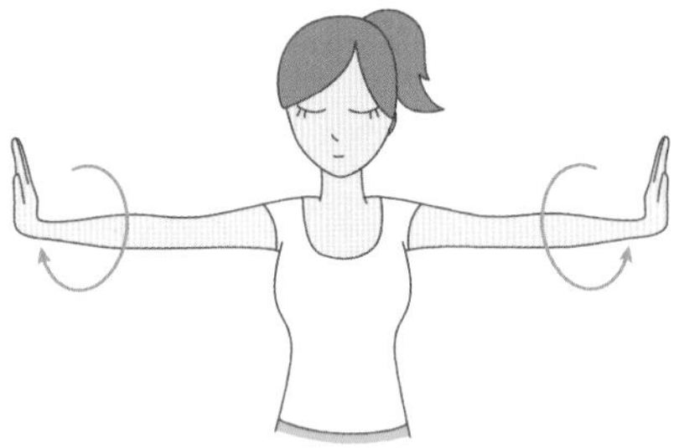

掌心向外、指尖朝上的手臂繞圈

①身體站直，雙腳打開與肩同寬，抬起雙手臂與肩同高，左右伸直。

②雙手掌豎直，掌心向外、指尖朝上，盡量讓手臂和手掌呈 L 形。

③先右手順時針、左手逆時針方向繞圈 15-20 次。

④再右手逆時針、左手順時針方向繞圈 15-20 次。

⑤用整隻手臂的力量繞圈，幅度不用大，要感受到手腕有肌肉拉緊的感覺。

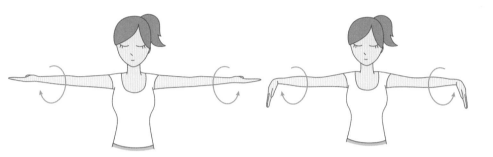

翻轉手臂

可緊實手臂內側、腋下以及胸部的肌肉。

①身體站直，雙腳打開與肩同寬，抬起雙手臂與肩同高，向左右伸直。

②雙手臂舉起與肩同高，掌心向下，五指併攏，由大拇指往後轉手臂，轉到掌心朝上，做10-15次。

③雙手臂舉起與肩同高，掌心向下，五指併攏，由小指往前轉手臂，到掌心朝上，做10-15次。小指往前轉手臂的動作做起來會有些不習慣，但可以運動到肩胛骨周邊的肌肉，對雕塑背部肌肉線條很有幫助。

手掌心向內、指尖朝下的手臂繞圈

①身體站直，雙腳打開與肩同寬，抬起雙手臂與肩同高，左右伸直。

②雙手掌垂下，掌心向內、指尖朝向下方。

③先右手順時針、左手逆時針方向繞圈15-20次。

④再右手逆時針、左手順時針方向繞圈15-20次。

減重行動
擀麵棍敲背

美麗的背影，令人難忘，也充滿了無限想像。可是，人們卻往往輕忽了背部的保養，尤其是背部的贅肉，會讓身形顯得傴僂、蒼老。

我曾體驗過，至今難忘的背部按摩體驗，那是在夏威夷所接受的，極具啟發心靈能量的古法按摩（Hawaiian Lomi Lomi Massage），這是極具啟發心靈能量的療癒式按摩。其特殊之處在於，老師會和我一起調勻呼吸、祈禱，和我的身體互動，透過充滿力度的手肘、手臂按摩，加上海鹽，傳遞愛與祝福深入背部肌肉，整整兩個小時，老師說，就像是在淨灘一樣，為我釋放掉背負的超載壓力。

從中醫的角度來看，後背以脊椎為中心，屬於陽性能量，也是主要的排毒通道，而與體內臟腑相應的俞穴，全都分布於背部。因此，強化背部肌肉群，不僅有益於全身骨骼、肌肉的平衡發展，並且可保護位於前胸的心、肺，不致受寒及做好保暖。後背，真的是與心相連，安全感與愛的來源。

擀麵棍敲背的靈感，來自於捶背、撞背或以背撞牆、撞樹。

擀麵棍敲背的好處：

消除疲勞 透過敲捶背部來震動背部氣血，可以使全身能量通暢，排除體內毒素及脂肪，對於紓解壓力、消除疲勞、穩定情緒都很有幫助。

活化臟腑 人體背部分布著與臟腑相應的俞穴，利用擀麵棍敲捶背部，可以刺激俞穴進而活化體內的器官功能，提高免疫力，使身體機能平衡，強化生命能量，都充滿活力。

修飾體側 雙手臂拿著擀麵棍上舉，這個動作不但能修飾上手臂的線條，還會伸展到背部和胸、腰、腹的整個側邊，消除身體兩側的小肉邊。

美化背部 敲背可以按摩到脊柱兩邊的筋膜、肌肉，活絡筋骨，重現彈性與線條，達到挺直、纖柔、修長的美背效果。

關於背部的保養，平日建議要常穿背心保暖，或是讓背部多晒太陽，吸收太陽熱力、陽氣，如此可以促進新陳代謝、消除脂肪，當背部贅肉消掉之後，肩胛骨就會像展翅的蝴蝶雙翼，整個背部曲線都窈窕動人。

擀麵棍敲背

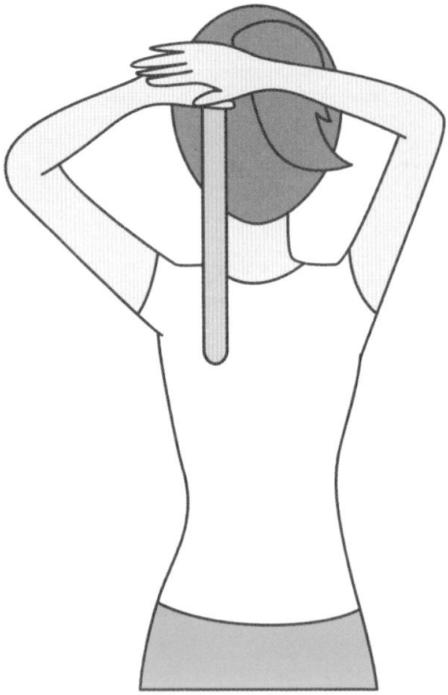

— 準備 —

一根擀麵棍，以直徑 2 公分粗細，長度 30-40 公分為宜。

— 做法 —

①雙腳打開與肩同寬，雙手握住擀麵棍一端，上舉過頭。

②雙手握好擀麵棍，自手肘處向後背彎曲。上手臂盡量靠近頭部，不要低頭，保持雙眼向前平視。

③放鬆、自然呼吸，以鼻吸氣，不要憋氣、不要挺胸、凸肚子。

④先敲左背，以左手為主出力，右手為輔，敲好左背後，動作重複一次，換敲右背。

⑤兩邊各敲 50-100 下（依個人情況調整）。

叮嚀

敲捶力道以可震動肌肉而不疼痛，背部感到溫熱、舒服為主。

第五章

醬。

香草、香料、醬料、甜食充滿了療癒力，可以撫平減重過程中的焦慮與不安。

活用香草，柔化肩膀與頸部

認識香料、香草的療癒功效

人體頸部的獨特結構以及所在位置都充滿了造物者的巧思。位於頭部和肩膀之間的頸部，寬肩直上收緊成細頸的流線造型，同時承接頭部與連結雙肩，既是支撐頭部的基座，又內含發聲的喉嚨，還具有保持平衡、緩衝外力震盪的彈性作用，真是令人禁不住要高聲讚嘆！

頸部在心、腦之間，是身體能量訊息交換很重要的一個部位。透過頸部，大腦與身體各部位可上下溝通，各種情緒由身體腹部、胸腔往上傳遞，在頸部綜合大腦指令後，轉譯為由喉嚨發聲的言語。由於頸部的基本功能在持續的傳達感受、思想，內部亦有各種神經、內分泌腺通過，因此，若是突然遭遇巨大的情緒衝擊和混亂時，頸部就會出現能量阻塞，導致不適，常聽說的「臉紅脖子粗」就是這種情形。因此，從頸部的外形和狀態，通常可以觀察出一個人處理事情和面對世界的態度。

擁有透過聲音，得以溝通表達的能力，是生而為人的美好

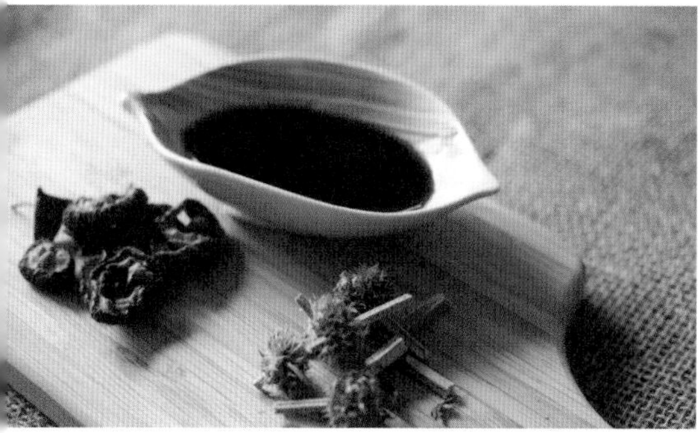

祝福。可是，卻也會將未經證實辨識的食安傳聞，加上自己想像的恐懼，藉著聲音散布出去，導致食品安全的疑慮。急於辨識的壓力使得我們的肩部聳起、脖子緊縮，就連扁桃腺和甲狀腺的健康也深受影響。這也是頸肩提前老化、僵硬的主因。當然，會讓我們拉「頸」報的原因很多，譬如，低頭滑手機、斜躺看電視，注視電腦螢幕時頸部前傾，再加上頸部肌膚本來就比較薄弱，但又需頻繁轉動、拉扯皮膚等都有關係。

面對這千頭萬緒的場面，我們可以養成喝一杯溫熱香草茶的放鬆習慣，藉著香草的能量，滋潤、舒緩頸部喉嚨的乾燥緊繃，安撫緊張過頭、工作超量的頸肩部位，藉以舒心調息，言語和氣。

香草茶能幫助舒緩情緒，讓身段變得更柔軟、圓融，在面對各種不同局勢，能夠充滿耐心，且自信快樂的表達自己的意見。利用香草的能量放鬆身心，不要讓恐懼憤怒阻塞身體的能量，如此一來，內分泌平衡、肌肉變得有彈性柔軟，而位於身體能量交會點的頸脖，也會變得柔軟優美、白細無頸紋。

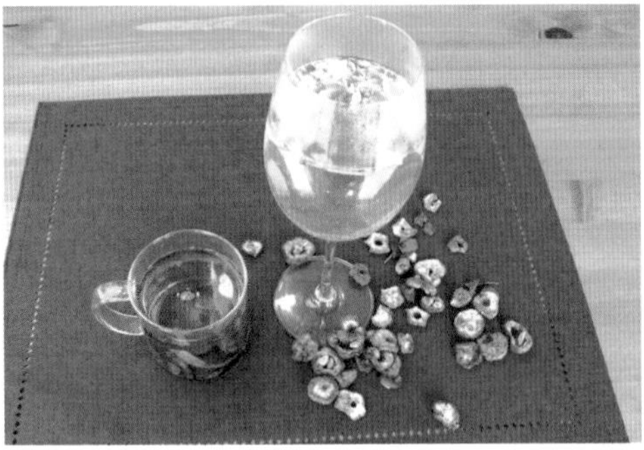

莎拉心廚房

舒緩情緒的香草茶

— 可幫助轉換心念的香草 —

益母草（Motherwort）：和顏悅色、口吐蓮花。

檸檬香蜂草（Lemon Balm）：平息、鎮靜激動情緒，自然消解憂鬱、焦慮。

山楂（Hawthorn）：生津止渴、強心降脂、恢復體力。

牛蒡（Burdock）：解脂、清腸，活化細胞、抗老回春。

蕁麻葉（Nettle）：淨化血液、調整內分泌、肌膚白嫩緊緻。

— 做 法 —

1. 準備一茶匙約 3-5 g 的香草，注入 300cc 的沸水，浸泡約十分鐘。
2. 飲用時，適度添加一點蜂蜜、黑糖，不僅口感宜人，甜味也能增強放鬆的效果。

— 香草茶的應用方法 —

益母草：益母草的茶水可用來洗臉、敷臉，可細緻肌膚，潤澤養顏。

檸檬香蜂草：香蜂草煮水可用來泡澡，可鎮靜助眠，舒緩蚊蟲咬傷。

山楂：山楂可以用來燉肉，使肉質軟嫩、解油膩，有助消化。

牛蒡：牛蒡具抗菌、消炎的功效，可以用牛蒡泡茶來洗髮潤絲，活化頭皮、毛囊，強化髮根。

蕁麻葉：蕁麻葉有收斂、抗菌的特性，可用蕁麻葉茶水來洗髮，可減少落髮、頭皮屑及頭皮出油的情形。

叮嚀

益母草：脾胃弱、平常容易腹瀉、消化不好的人，以及孕婦不宜服用。

檸檬香蜂草：服用甲狀腺用藥者，飲用香蜂草茶會受影響，需先詢問醫師後再飲用。

山楂：喝完山楂茶後，要以白開水漱口，以免酸蝕琺瑯質，造成蛀牙。

牛蒡：牛蒡性寒，脾胃弱者吃多易腹瀉，大量粗纖維也會導致消化不良。

蕁麻葉：服用利尿和降血壓、血脂藥物者，需先詢問醫師後再飲用。

天然瘦身食材 薑黃

當生活裡有了薑黃、當身體遇上薑黃，一切都變得清晰、溫暖、靈活起來！如今，薑黃已越見普遍，菜市場也可以買到品質好又新鮮的薑黃塊莖，真是令人打從心裡高興。薑黃的功效很多，在此分享幾個很實用的保養妙方：

潔牙美齒

薑黃是出了名的染色植物，但出乎意料之外，用薑黃刷牙，口腔黏膜和齒面的珐琅質非但不會因此染上薑黃的色素，竟然還能變得白淨光滑。薑黃具有收斂、抗發炎，以及殺菌的功效，有如天然抗生素一般，用薑黃刷牙，可調理牙齦，清除牙菌斑，牙結石、齲齒、牙周炎發生的機率相對降低，由細菌滋長所形成，覆蓋在牙齒表層的黃白色薄膜也不容易出現，是牙齒保健的絕佳選擇。

第一次用薑黃刷牙的立即感受是，前所未有的清新乾淨，會一直忍不住的想用舌頭去舔舐齒面，不自覺的就會彎起嘴角，露齒微笑。過去幾年，使用自製的薑黃牙粉刷牙，明顯看出的改變是，牙齒透出珍珠白的光澤，牙齦呈現健康的粉紅色，偶有的發炎、腫脹情況已不再出現。親人好友們都跟著加入薑黃白牙的粉絲團，連牙醫好友也一致稱讚。

使用薑黃刷牙，需要注意的是牙刷會被染黃，不過與白淨的牙齒相比，是完全不需在意的小事。在刷牙時，牙粉有可能會噴濺在衣服上，此時可以圍上浴巾或換穿不怕染色的家居服。臉盆、洗手臺上所沾染的黃色，則可以用肥皂清洗乾淨。

消炎止痛

薑黃能消炎、止痛。有好長一段時間，坐在電腦前工作，對我來說幾乎成了不可能的任務。身體上關節、肌肉僵硬疼痛，移動滑鼠的手指有如綁了鉛塊，雙眼視力模糊，情緒大受影響。

當被壓抑、擱置的情緒累積成巨大的壓力，使身體處於抗拒、備戰的緊繃狀態時，我們的身體就必須啟動發炎反應，以自保不受傷害。於是，能有效清除自由基，最好的抗氧化天然食材——薑黃出動。頸部喉嚨的不適，很快的在喝了薑黃茶之後，得到緩解。漸漸的，一

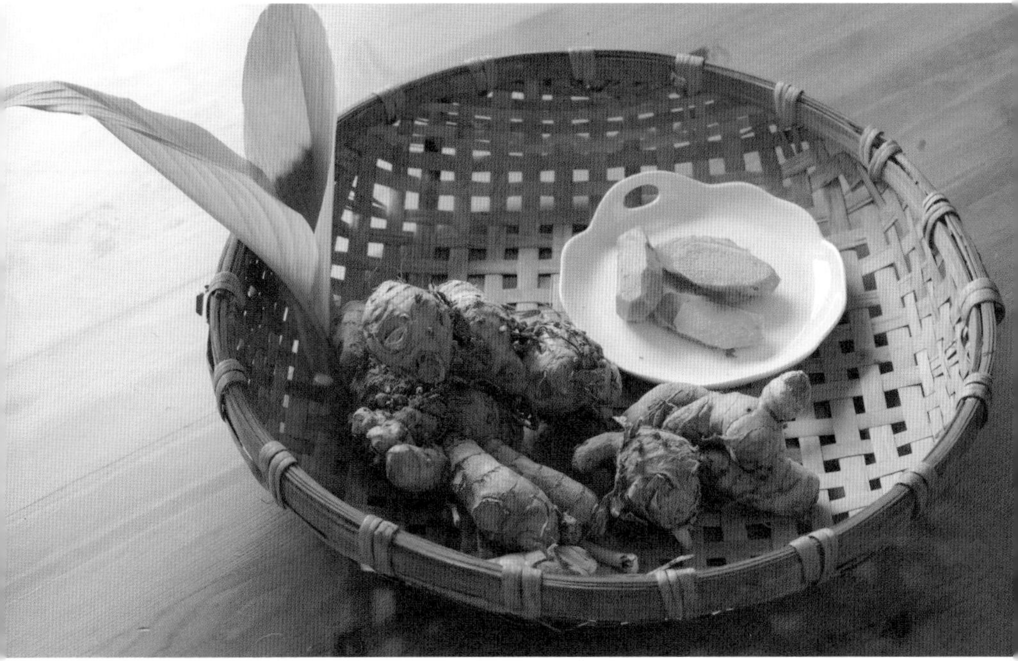

切大為改善，身體變得柔軟，疼痛減輕，精神、情緒也恢復平穩。就連原先沒有預期太多的視力調整，在頸部肌肉恢復彈性之後，都能得到顯著的進步。順帶附贈的驚人好處還有，促進膽汁分泌的排毒、淨化功效，使體內的脂肪、膽固醇代謝順暢，身體跟著輕盈起來、頸部膚色均勻明亮，這全都是這有著漂亮橘紅色的薑黃的功勞。

近年來，諸多針對薑黃的植化素成分——薑黃素的研究，均有進一步的肯定，薑黃對於壓力引發的自體免疫不全狀況，有極大助益。薑黃，不只是廚房裡的香料，也是食療、保養聖品，也可作為染劑、防腐劑、薰香料，功能既多元又都有效，在家中隨時準備一些薑黃，令人備感安心妥當。

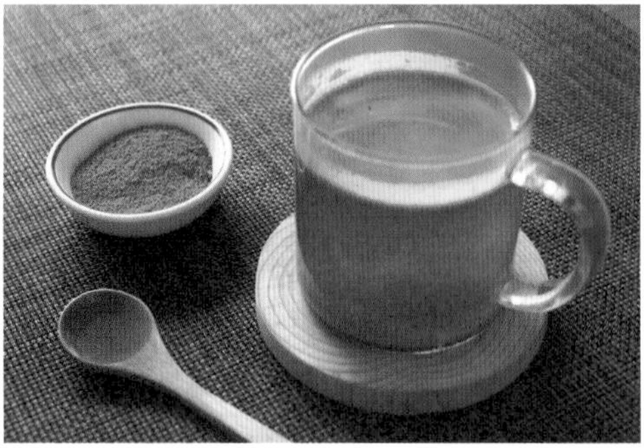

薑黃茶

— 材 料 —

水　2-3 杯（300-500cc）
薑黃粉　1 茶匙（TSP）3-5ml
或薑黃　約 3-5g（約為大拇指一個指節的大小）
黑糖或蜂蜜　少許

— 做 法 —

1. 新鮮薑黃洗淨削皮，切成薄片或用薑黃粉均可。
2. 開水煮沸後加入薑黃。
3. 沸騰後轉小火，續煮約十分鐘。
4. 調入黑糖或蜂蜜，即可飲用。

薑黃面膜

薑黃富含鈣、鎂、鉀及維生素 B_6、C，以及抗氧化、抗發炎的特性，能修復皮膚上的痘疤、斑點，並活化肌膚，使肌膚散發亮白光澤。

— 材 料 —

薑黃、蜂蜜各 2 大匙（TBSP）

— 做 法 —

將等量的薑黃粉和蜂蜜調勻成膏糊狀後，直接敷在臉上，約 15-20 分鐘後，即可清洗乾淨。

叮嚀

1. 孕婦不宜服用，生理期女性暫停飲用。有在接受醫療行為者，請在使用前諮詢專業醫療人士。
2. 薑黃的量，以每天不超過 10g 為宜。體質熱，容易火氣大、口乾舌燥、便秘的人要適量服用。

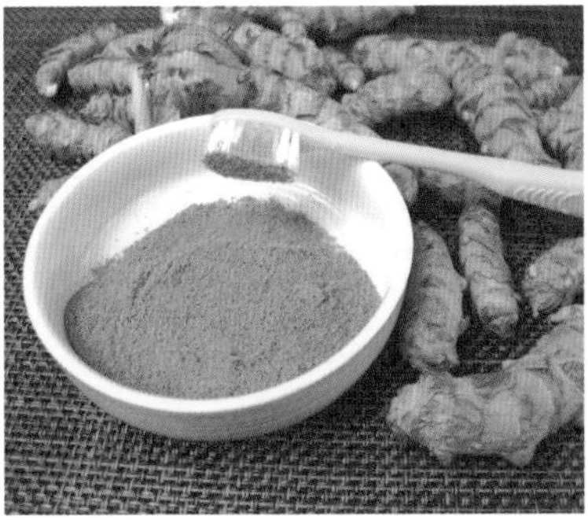

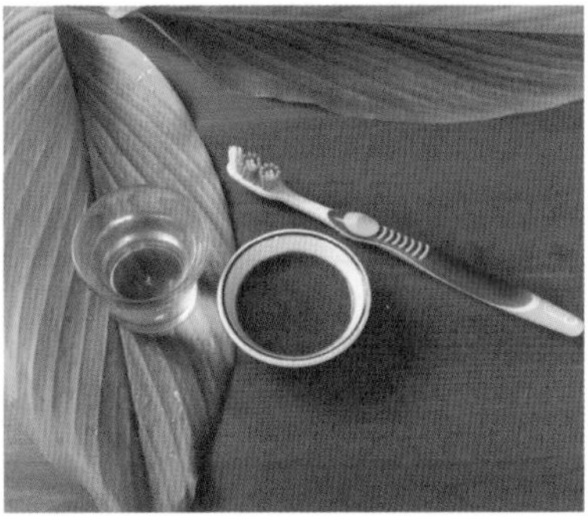

薑黃牙粉

— 材 料 —

可以買新鮮薑黃，洗淨削皮、切薄片、晒乾後，磨成細粉末。或是直接買有機薑黃粉使用亦可。

— 使用方式 —

1. 牙刷沾上薑黃粉後，直接與口中唾液混合，均勻刷在牙齒表面。
2. 讓薑黃在口腔、牙齦、齒面上，停留 3-5 分鐘。
3. 清水漱洗乾淨即可。

— 保存 —

每次製作少量，約 100ml 即可，用罐子裝好，可以放在浴室，每次使用時打開罐蓋，用完立即蓋好，最好在 3-6 個月內使用完畢。

薑黃牙膏

— 材 料 —

有機薑黃粉　2 大匙（TBSP）
有機椰子油　1 大匙（TBSP）

— 做法 —

以 2:1 的比例，將有機薑黃粉和有機椰子油，一起調製成膏狀。

— 使用方式 —

1. 牙刷沾上薑黃牙膏後，直接按照正常方式刷牙。
2. 讓薑黃在口腔、牙齦、齒面上停留 3-5 分鐘。
3. 清水漱洗乾淨即可。

叮嚀

使用薑黃刷牙要小心衣物被薑黃沫噴到，較不易清洗。

天然瘦身食材
蜂蜜

聽人家說我很大膽，要減重還敢吃蜂蜜。這是因為，我相信，味覺是人體天生的保護機制，而位於舌頭最前端的甜味辨識則是食物安全可食、有營養的訊號。甜意味著成熟、美好、飽足、安撫、喜悅，少了甜味，日子裡只剩下酸辣和辛苦，如何讓人活得下去啊！甜，是滋養人體的好味道，絕不是羞辱、壓力、指責、內疚、懲罰的來源或代名詞。

有益人體的甜食好味，大多來自穀類中所含的醣類，或稱碳水化合物，經過腸胃消化分解成小分子葡萄糖後，供應大腦、進入血液循環中成為細胞新陳代謝所需的能量。或是像蜂蜜、黑糖，這些營養成分豐富的天然、未精製糖，也是提供葡萄糖的良好來源。

吃糖會導致發胖這個說法，恐怕是不分優劣的誤解了天然好糖。通常，人體消化糖需要動用到儲存在體內的維生素和礦物質，而這些營養物質是溶解脂肪、膽固醇，以及調節生理機能、維持各種消化液、酵素，製造、運作，絕不可少的必需營

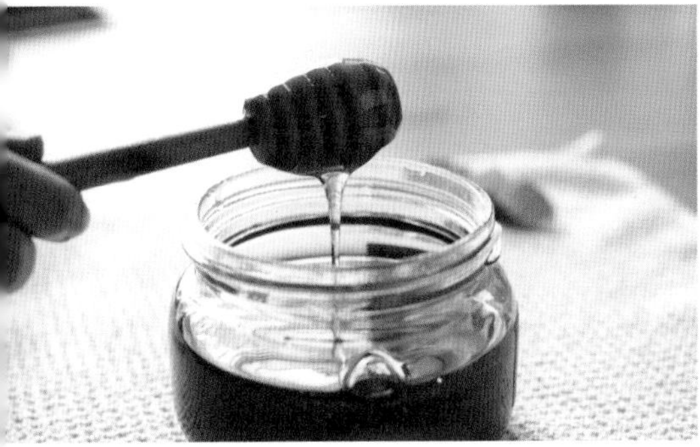

養成分。所以，攝取精緻白糖、代糖或人工糖漿導致身體發胖的原因，不單是卡路里太高，反而是消耗掉太多的維生素和礦物質所造成的失衡現象，以及身體為了補充不足的營養，而吃入更多食物，累積更多熱量。

相較之下，蜂蜜不但沒有精緻糖的缺點，因其含有豐富維生素和礦物質，反而有助於減重。蜂蜜有葡萄糖、蛋白質、胺基酸、活性酶、酵素，各種礦物質：如鈣、鐵、銅、鉀、鎂、磷、鋅，和維生素：包括葉酸、菸鹼酸、類黃酮、維生素A、C、B群等，能調節身體代謝，完整提供養分與能量，進而減輕體重，提升整體健康。

總體來說，蜂蜜有助減重的原因在於，因為蜂蜜可以在血糖穩定、無飢餓感的狀況下，促進新陳代謝，使脂肪燃燒、轉換為能量，擺脫多餘的體重。蜂蜜含抗氧化物質類黃酮，能有效增加好的膽固醇，使血管暢通，減少脂肪積聚，進一步推動減重成功。此外蜂蜜可活化肝功能，加強脂肪代謝，並能促進消化，幫助排便。

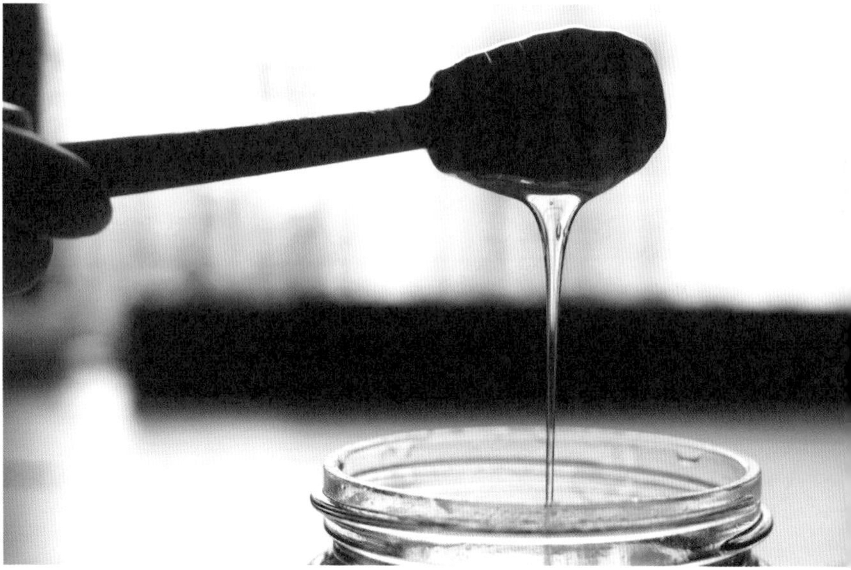

利用蜂蜜有效減重：

❶以蜂蜜取代精緻糖：平日飲食，無論茶、咖啡、早餐麥片，或烹調料理都以蜂蜜為天然甜味的主要來源。

❷睡前將一大匙約十五毫升的蜂蜜，調和適量溫水喝下，如此可增加肝臟於夜間進行排毒、修復時所需的大量肝醣，促進分泌代謝脂肪的荷爾蒙，減少脂肪儲存。

❸每天的蜂蜜攝取量以不超過五十毫升為宜。

選擇甜蜜，堅持讓自己保持好心情，所得到的回應一定是好身材。

叮嚀

嬰兒、對蜂蜜過敏的人、服食藥物或血糖高者，不宜食用蜂蜜。

尤加利精油

才寫到尤加利（Eucalyptus）這個字，腦中就浮現出以前回家要在尤加利大道左轉的景象，那是一條四線道的大路，兩側種滿高大偉岸的尤加利樹，下過雨後的氣息尤其清新，我總是慢下車速、打開車窗，深吸一口氣，嗅聞這陽剛、強壯又純樸的木質味道，有轉換心情，充飽電的感覺。

尤加利樹，又稱為桉樹，是澳洲的原生樹種。通常，尤加利樹會令人聯想到另一個澳洲國寶——無尾熊，抱著樹幹吃尤加利樹葉的可愛畫面。尤加利精油就是萃取自屬於桃金孃科的尤加利樹葉，有著樹木特有的森林芬多精和清涼感。

一般來說，尤加利精油經常被用來驅蟲和淨化空間，尤加利樹葉本身有一種天然物質可防止昆蟲咬嚙，因此使用精油也能有效驅除蚊蟲，幫助小寵物擺脫跳蚤、蝨子的騷擾。遇到流行感冒期間，或是呼吸道不舒服的時候，可利用尤加利精油潔淨環境中引起不適的因素，像是病毒、細菌、黴菌、異味等，對於鼻塞與咳嗽，有著很好的舒緩和預防效果。

尤加利精油的運用法

喉嚨與聲帶就位在頸項處，是人體用來表達與溝通的部位，而尤加利精油上下通達、連結天地的能量特質，可以幫助我們更勇於發表，誠實傳達自己的意見，對於雙向溝通有支援、提升的作用。利用尤加利精油，輕柔地按摩脖頸，可以促進淋巴排毒代謝，排除多餘的水分與脂肪，幫助減少頸部肌膚的皺紋，也能改善鬆弛下垂，對於修飾頸部線條也很有幫助。

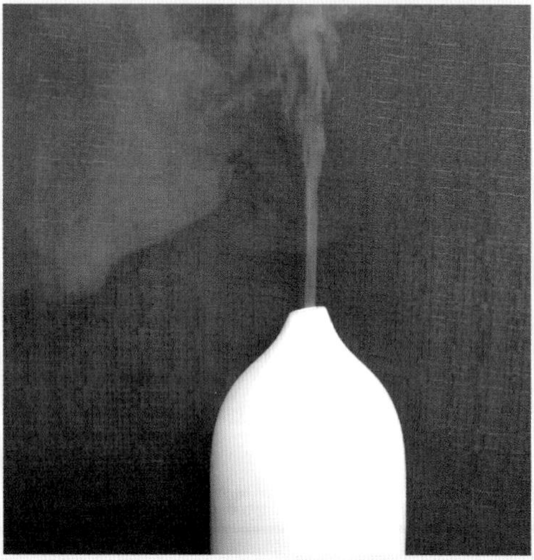

尤加利精油薰香

將尤加利精油滴入芳香擴散器。其氣味能使思緒清明，幫助提振精神。還可清除空間殘留、阻塞的能量，非常適合在開會前淨化會議室，幫助平和情緒，讓開會時眾人的意見交流更順暢，創意得以充分表達。

尤加利精油按摩

1. 製作按摩油時，要調入基底油稀釋，精油比例低，最好保持在1%~2%，以免引起皮膚過敏。選用蓖麻油作為基底油，因其具有很好的滲透、除皺效果，可以有效改善頸部皺紋。
2. 取用蓖麻油 15ml，尤加利精油 3 滴，先將蓖麻油隔水溫熱，再滴入尤加利精油，調勻後即可開始按摩。
3. 頸部肌膚細緻、敏感，按摩時手勢要保持輕柔。將食指、中指、無名指、小指併攏，四指指腹從耳後、頸部兩側的淋巴腺開始下滑至鎖骨，促進頸部肌膚代謝、血液循環。
4. 再從鎖骨下方，由下往上平撫拉提頸部肌膚，使皮膚緊緻、恢復彈性，美化頸部線條。
5. 輪流用兩手包覆著後頸，左右來回輕、柔、慢的撫摸頸部肌膚，至頸部感受到溫熱後即可。

功效

頸部按摩，對於低頭族、常用電腦工作的人，都有很好的放鬆和視力保養效果。

用油須知

1. 尤加利精油是一種強效的精油，務必稀釋使用。
2. 高血壓患者、孕婦、嬰幼兒不適用尤加利精油。生理期、哺乳期，或有特殊醫療條件者，請在使用前諮詢醫生或專業芳療人員。
3. 使用前，請先將按摩油塗抹在手肘內側，測試是否引起皮膚炎、發癢或刺激。

喉輪

喉輪的能量種子：信仰

我在美國的好友潔西，她的乾媽是一位懂得維繫婚姻幸福的智者，常掛在嘴上，送給新婚夫婦的名句就是：男人是家裡的頭，女人則是那讓頭轉動的脖子。這句話要強調的是，女人要有脖子的柔軟和彈性，其中深意令我沉思至今。

在通往更高靈性成長的歷程，此刻進入有如瓶頸般的第五個能量中心——喉輪。

喉輪就位於我們的頸脖一帶，負責表達與溝通。我們內在的思緒，在經過充分理解與沉澱後，會凝聚成音波，轉化為話語，藉由傾聽與對話，與外在的世界做連結。喉輪能量受到抑制時，將成為光說不聽的控制狂，或自我壓抑、完全不表達。這是因為喉輪所代表的特質是聲音的表達與接收。擁有柔韌、靈活的頸椎與肌肉，頭腦才會清晰，能夠辨識訊息的真偽，如此才能真切地傳達意見，同時也願意傾聽。

日常生活中來不及轉化的細碎感受，很可能積壓成負面情緒，不是讓自己的心冰封雪藏，就是變成傷人傷己的言語武器。當身體的能量阻塞，上不去也下不來時，最直接的反應就是頸部的僵硬與痠痛不適。這時候，藉著恢復頸項的靈巧，活用喉輪的溝通能量，連結上下左右前後的資源，放下習慣模式，以全新獨特的視角，活潑創造，融入世界。這就是喉輪能量良好的表現，所謂順暢地溝通，其實就是發揮影響力，將生命經驗轉化為對他人的祝福。

當脖子發出疼痛的「頸」訊時，以喜樂、有溫度的回應：

給予支持 首先，請告訴自己，我要擁有如天鵝般美麗的頸項。借助心念的力量，不論做任何姿勢，都在心中看見頸部的自然曲線，讓身體依著直覺做必要的調整。

輕撫按摩 將雙手搓揉發熱後，輕撫按摩後頸，藉著觸摸感受頸部肌肉的緊繃壓力，在心中肯定脖子承上啟下的重要價值。

嘉獎安慰 養成圍圍巾的習慣。不僅可以免於脖子受乾冷的室內空調、強烈日晒，以及戶外風沙灰塵的侵害，也像是授動頒獎一樣，給予脖頸正面肯定。

歡唱抒發 找一個不會受到干擾的地方，最好是能有共鳴回音的大自然，用真實不取悅、討好的聲音高歌，哼唱，或吟詠，讓喉輪的能量如活水般湧流而出。

全心交流

完整投入、豎耳傾聽朋友說話五分鐘，然後交換，請朋友也專心聽自己說話五分鐘。在這五分鐘內要將注意力完全放在對方身上，好好的聽、用心的聽，且不作任何批評，甚至連表情都不要有。

實話實說

對著鏡子，把內心糾結、不解、一直保持沉默、不敢說出來、小小聲、碎碎念的話，甚至因為怕聽到答案而不敢問的話，當著自己的面，說出你的事實！

確信認定

對著鏡子親口說出以下肯定語。

a 我說的話，被聽見了。

b 我允許自己順著天賦、本性去表達、創造我自己的生活。

減重心法
用心準備最好食材

將食物吃進嘴後，經過喉嚨、食道，直達胃部，然後轉化、變成身體的一部分，了解這整個過程，使我們更珍惜食物。食物不只是用來飽腹，也是表達愛的方式。譬如：母親為家人料理三餐，是為了愛；夫妻、朋友之間都會透過準備對方喜愛的食物來表現關心或情意。而頸部，是我們和食物之間非常重要的門戶，食物由此進入身體，我們對食物的用心、認知，甚至賦予的價值，都被記憶、儲存在頸部。

曾幾何時，準備三餐飲食竟成了一件麻煩事。不同的權威、專家，似乎每日翻新的從不同角度分析食物、各種食安黑幕，爆滿的資訊從四面八方匯聚而來，讓人難以適從，真不知道到底要如何吃、如何選擇？此時建議大家，回歸到身體的感受，分辨究竟是頸部緊縮、吞嚥困難的抗拒，還是溫潤順口、回甘餘香的允許，如此一來，就能選擇和決定我們真正所要的食物。

這是極為確切的體悟，特別是如果因為無法拒絕，而吃下不利於身心、違反自己的食物，身體會出現耗損、疲倦和難以專注的慢性虛勞。最常見的是父母會為了營養、不偏食的理由，強逼孩子吃特定的食物。事後，造成孩子身體不適，才知道原來是過敏原。我們常會為了不好意思而吃下別人挾到我們碗裡的好意，而吃太飽或硬吞不喜歡的食物，長久下來，身體絕對會反彈。

在選擇各種養生食品的時候，也要注意，不要人云亦云——看到最近流行什麼，或別人吃什麼對身體有益就跟著食用——請好好觀察自己的身體，我們內在的需求會轉化成對食物的喜好，如此，才能讓身心回復協調。

在食材的料理上，我們可以這麼做：採買食材時，關心栽植培育的環境，瞭解養分的來源，聽聽它成長過程的故事，真切感受眼前食材的活力、生氣。預備烹煮前，細心的挑揀清洗，耐心的等待解凍、浸泡柔軟、醃漬入味，喚醒食物的天然鮮美。

還有，在烹調的過程中，我們可以藉著輕快、不費力的哼唱，串連起與食材的和諧共振。哼唱的方法為，雙唇微閉，口腔呈現拱形的共鳴空間，舌頭、喉頭、聲帶全都放鬆，喉嚨發出「M」的聲音。這個動作有如調音一般，從口腔中發音，再把發聲往上提升到鼻腔，再更高提到眉心中間、頭頂，Do、Re、Mi、Fa、So、La、Ti，一個音階一個音階往上走的校準、提升能量，不僅對頸部肌肉是很好的修飾，透過哼唱也能讓心情變得平靜，將注意力放在如何將食材烹調成美味的食物。

聆聽食材經歷每一個變化時的聲音，新鮮的清脆聲、沸騰時的急促尖銳、油煎時的爆破激烈，這些聲音，都在幫助身體為進食做準備。當食物入口，進入身體之中，經過分解融合，轉化為供給身體的能量，所以說，食材絕對值得我們最用心的對待！

唾液潔齒
減重行動

我曾為了牙色不夠亮白而彆扭了好幾年，最後竟發現身體本來就具備天然的潔牙、健齒保養液，那就是我們的唾液！

唾液是由人體自然分泌，用來幫助消化的一種消化液。人體有三對唾液腺，分別是位於耳下的腮腺、下巴兩側的下頜腺、以及口腔內舌頭下的舌下腺。健康的唾液屬於弱鹼性，其中含有水分、澱粉酶、溶菌酶、維生素B_{12}、蛋白質、和少量的礦物質（鈉、鉀、鈣、磷）等多種成分，具潤滑、殺菌、解毒、消炎、助消化及潔淨口腔、堅固牙齒、減重美容等多項功用。

每日的唾液分泌量約爲一千到一千五百毫升，可是，隨著生活作息、飲食習慣，加上年齡增長等影響，唾液分泌會逐漸減少，除了會產生口乾舌燥的不適，咀嚼、吞嚥也會變得不方便，甚至造成消化不良、味覺改變，對整體健康、口腔與牙齒都造成很大的傷害。除了可助牙齒強健，更讓人驚喜的是，唾液中的腮腺激素還具有活化回春的效果，所以說，唾液可視為人體的金津玉液。

增加唾液

垂涎三尺

在吃飯前，先從容的感受食物的色香味，使口水大量分泌，再舉箸下手。也推薦先來盤可以生津開胃的爽口小菜：發酵泡菜、醃酸菜、漬黃瓜，使唾液充盈，食物入口後潤滑柔軟，咀嚼容易，亦有助腸胃消化吸收。

細嚼慢嚥

在吃飯時充分咀嚼食物也是促進分泌唾液的好方法，建議大家要養成這個好習慣。

赤龍攪海

以舌頭在口腔內攪動，幫助促進分泌唾液。

①舌頭從左側牙齦內側開始，順時針轉 9 圈。
②再由右側牙齦內側開始，逆時針轉 9 圈。
③舌頭從左側牙齦外側開始，順時針轉 9 圈。
④再由右側牙齦外側開始，逆時針轉 9 圈。
⑤將口腔內的唾液在牙齒、牙齦間來回吸漱後，分三口慢慢嚥下。
⑥平日亦可常練「舌舐上顎」，舌尖輕輕抵在上門牙後面的牙齦處，待唾液分泌，潤澤齒齦後，分三口慢慢咽下。

功效

吃完飯後做赤龍攪海，能夠清除食物殘渣，減少牙結石、牙垢、蛀牙，以及牙周病的發生。亦可減輕因壓力緊張造成的咬牙切齒，幫助齒列整齊、臉型漂亮。

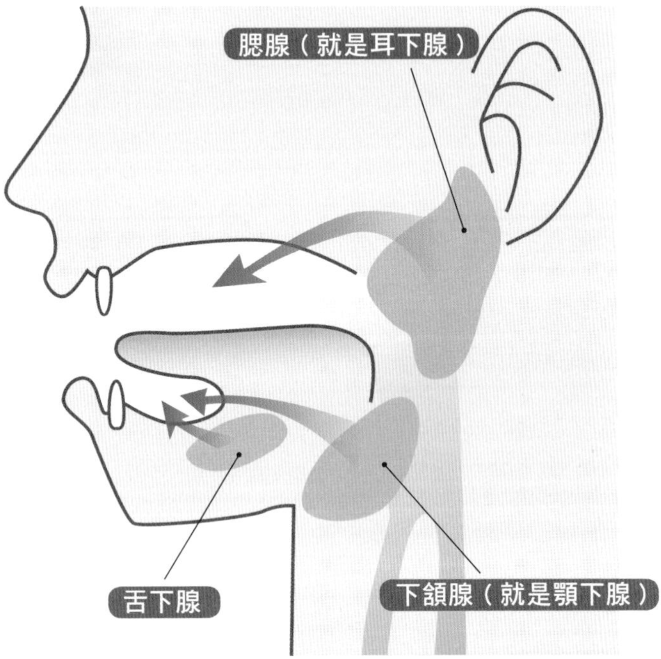

按摩唾液腺

按摩時，專注體驗不同唾液腺的分泌狀況。

①以兩手的四指指腹輕壓臉頰兩側、耳朵下方的腮腺部位。

②用兩手的四指指尖按摩位於下巴兩側的下頜腺。

③在口腔底部、舌頭下方的舌下腺，要稍微抬起下巴，用兩個大拇指在下巴後面的凹陷處往上按壓。

減重行動 細嚼慢嚥

所謂的現代生活，基本上是繞著一個字打轉，就是要快。我們盡一切努力的快，包括飲食，無所謂好吃與否，也不計較營養吸收，一股腦的全往肚子裡倒。請大家小心，別等到體重超標，營養卻失衡的時候，才想到吃飯要細嚼慢嚥！

身體維持生存所需的營養和熱量，是由飲食攝取而來。食物在口中用牙齒咀嚼，切斷、撕碎、磨細食物的同時，舌頭會把食物顆粒與具有消化、解毒功用的唾液一起混合，徹底攪拌均勻成粥糜狀後，再送至舌頭後方的咽喉入口，從食道吞嚥，進入消化系統，繼續進行消化、吸收。由此可見，食物必須在口中充分咀嚼，轉化成小分子的液狀，才能被腸道吸收，若是吞下未經咀嚼的大塊固體食物，不僅造成胃腸不適，身體也無法吸收，會引起營養不良和便秘。

建議細嚼慢嚥的次數是，每一口食物嚼二十下，如果本身有食物過敏情況的人，能夠增加到三十下會更有益。即使現今的食物偏好，多半是以含水量多、柔軟的食物為主，但是咀嚼次數也不宜減少。咀嚼時，仔細品嘗滋味，並對煮食者、父母的愛心都獻上感恩。身體在放鬆、喜悅的狀態下進食時，大腦分泌的腦內啡物質，以及唾液和腸胃道的多種消化酵素會一起參與食物的消化、吸收，使營養完整，飽足感更持久。

有意識的好好吃頓飯，是我們對身體表達尊重、關注的最佳方式。當我們不再以快速，貪多嚼不爛的進食方式搪塞、敷衍身體，身體也不會再有面對空降異物的驚恐和攻擊，各種過敏、亢進或低下的不適情形都會減緩紓解，進而得到療癒。

細嚼慢嚥的方法：

❶每一餐飯，至少要進食二十分鐘後，才會啟動下視丘的飽覺中樞，分泌瘦素（leptin）產生飽足感。
❷先從每一口的食物量少一點，開始練習。
❸每吃一口食物，就放下筷子。
❹右側牙齒咀嚼五次，再由左側牙齒咀嚼五次，然後用全口牙齒一起咀嚼十次。
❺喝湯或水時，也要小口啜飲，讓湯水與唾液混合，使與體溫相近。
❻咀嚼時不要說話，配合自然呼吸。
❼每天至少要有一餐飯，安靜、專注地吃。慢而有節奏的咀嚼，對於平衡情緒和內分泌，調整體重有極大功效。

第六章

醋。

吃下發酵的食物，能打造鹼性體質，幫助新陳代謝，
使肌膚緊緻亮白，臉蛋光彩奪目。

發酵食物，打造水嫩小V臉

鹼性食物是最佳的天然保養品

食物與美麗息息相關，天然營養的食材能幫助滋養、維護我們的身體，帶來暖和的體溫、紅潤的氣色。若能在三餐飲食中適度的補充自然發酵食物，不論對穩定情緒、排毒活化，或是提升能量都大有助益，是替美麗加分的妙方。

光采奪目的臉蛋，跟皮膚的緊緻亮白有很大關係。因此，睡好美容覺，讓大腦的松果體能夠分泌足夠的褪黑激素，在熟睡中清除人體產生的自由基、發揮強大的抗氧化功效，延緩老化、青春永駐，是第一重要的養顏功課。因此，活化有人體生理時鐘之稱的松果體，也就等於擁有逆齡回春的不老祕法。

位於眉心深處、腦部中央的松果體（Pineal Gland），是大腦中的內分泌腺體，因其形似松果，故得此名。由於日常生活中的汙染、食品添加物、輻射光害，加上營養失衡，都很容易造成松果體鈣化、縮小，並使其內分泌的機能提早退化衰老、

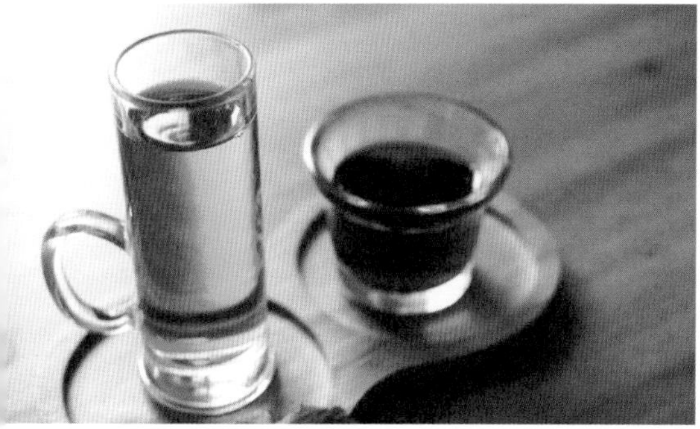

過重現象就會出現。因此，善用天然發酵的醋和各種鹼性食物來減輕松果體鈣化、活化松果體，就是當前最重要的飲食原則。

除了以醋保養松果體，其他如黑蒜頭、德國酸菜、泡菜、鮮榨檸檬汁等，也都是很好的鹼性食物來源。在飲食中加入鹼性食物，並且做到早睡早起，就是能保持鹼性體質的養生之道。

從體內的調理入手，對身體髮膚用心、持續的呵護與照顧，才能禁得起歲月考驗。當身體健康，體質呈現鹼性時，不僅體型修長窈窕，臉部線條變得緊實，五官輪廓立體，呈現水嫩漂亮的小V臉，就連膚質也會變好，素顏、裸妝就可以出門。這些都是細心呵護後，自然出現的禮物。這份美麗，最長久、迷人的部分，就是其中由內散放出來，善待自己的愛。美麗，不再是一件獨善其身的私事，而是成為一種典範，是一種智慧的表達和生活態度的完整傳遞。

天然瘦身食材 黑蒜頭

早飯，我喜歡「黑白吃」，簡單的黑蒜頭配上白粥，就是營養滿分、其味無窮的一餐。其實，黑蒜頭，白皮黑蒜瓣兒，可是深藏不露、實力雄厚具保健奇效的超級食物。不但能抗老、抗氧化，也有本事讓不吃蒜的人忍不住一顆接一顆。

吸引我目光，讓我心動加入這股黑色旋風，自製黑蒜頭的原因，是一篇關於新加坡油畫大師朱慶光，吃黑蒜頭有效改善牛皮癬的新聞。報導中指出，當時八十一歲的朱先生曾經使用過多種皮膚藥膏都無效，卻在嘗試每天吃半球黑蒜頭，僅三、四天即有顯而易見的進步。這真是好消息，肯定了黑蒜頭可增強免疫系統的功用。

所謂的黑蒜頭，並非新品種或特殊品種的蒜頭，而是以整球新鮮的帶皮生蒜頭，經過陳化、熟化後，自然轉變成黑色的蒜頭。富含蛋白質和碳水化合物的大蒜，在適當的溫度、濕度和時間控制中，會啟動酶分解反應。這個過程會將大蒜的蛋白質分解為胺基酸，碳水化合物轉化成葡萄糖、果糖。同時生成的深色物質——類黑精，會使蒜瓣變成黑色，而成分以纖維素

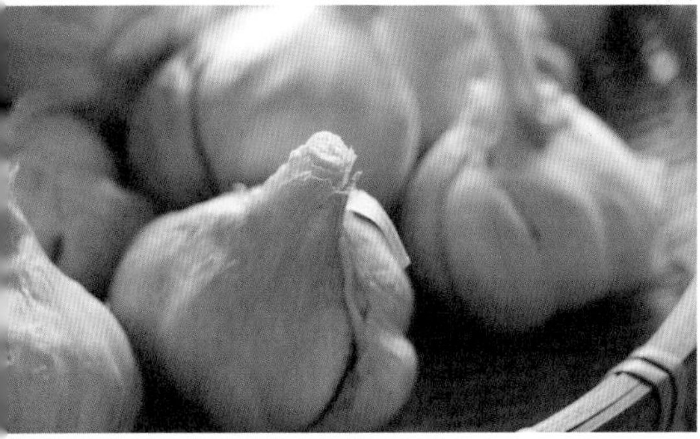

為主的蒜皮，未參與反應，所以仍是白色。

熟成後的黑蒜頭，像是全面轉化後的進階版，不僅營養升級、易於吸收，就連原先的辛辣、刺激，都被甜軟有如蜜餞果乾的口感所取代，入口後甜甜糊糊中不失嚼勁，又好似梅醬的質感，還多帶了一絲焦糖的香氣。

這麼好吃的黑蒜頭，對於不敢吃蒜或吃蒜會感到腸胃灼熱不適的人，真是一大福音，多了一個健康美味的新選擇。最佳食用黑蒜頭的方式，就是直接輕撕掉蒜皮，把整粒蒜瓣放入口中咀嚼。有時，我喜歡把黑蒜頭當成飯後甜點，可促進消化、吸收和新陳代謝，有助瘦身。當然，也可以用在煮食中，如黑蒜頭雞湯、黑蒜頭蒸魚，在烹煮干貝等海鮮類或蒸肉餅時，加入黑蒜頭也很可口。最近試了黑蒜頭做成的調醬，拌食沙拉、麵、飯，也是一流好味。

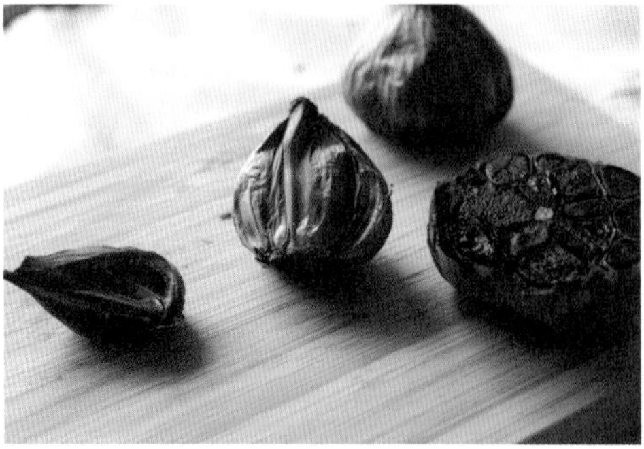

莎拉心廚房

黑蒜頭

自製黑大蒜，沒有複雜的步驟，只需掌握其中很重要的兩個因素：時間和溫度，即可輕鬆享受黑大蒜的養生妙效。

— 材 料 —

電鍋或電子鍋　1 個

新鮮、飽滿完整的帶皮生蒜頭　數量依個人喜好自定

非鐵製的竹墊或蒸盤　1 個

※ 在保溫的狀況下，蒜頭水分會蒸發出來，鐵製蒸盤會生鏽。

— 做 法 —

1. 生蒜頭買回後，不要水洗或沾濕，用乾布擦拭乾淨，或剝掉最外一層蒜皮亦可。
2. 在電鍋底部或電子鍋的內鍋中鋪上竹墊，將蒜頭一個個放好。
3. 如果飯鍋深度夠，可以再加一個竹墊放在底層的蒜頭上，繼續往上排放蒜頭，就是兩層蒜頭。
4. 蓋上鍋蓋，電鍋只要插上電，就會自動開始保溫。若是電子鍋，就要按下保溫功能。
5. 接著，溫度會保持在攝氏 45-60 度之間，如此持續兩個星期。注意在這段時間不要中途打開蓋子，會影響黑蒜的品質。
6. 黑蒜鍋要放在通風良好的地方，因為三、四天後會有蒜味飄出。
7. 剛做好的黑蒜，表皮微濕，取出後放在大碗或盤裡，在室溫下自然風乾即可。

叮嚀

1. 自製黑蒜頭的品質，會因不同品種、季節的蒜頭，還有不同電鍋而有些微差異。建議第一次試做時，先從小量開始。
2. 若是蒜皮呈現焦黃色，可能是較接近鍋底熱源所造成的，這是正常現象，無妨。

天然瘦身食材
德國酸菜

因為祖籍在四川，家族世代經營醬園，我自小就深受發酵食物吸引，直到現在，仍對爸爸親手做的泡菜念念不忘。出門在外的生活，少了老鹽水、也尋不著罈口有沿，可注水於槽中以阻絕空氣的泡菜罈子，因此，我改學做德國酸菜。

高麗菜發酵製成的德國酸菜（Sauerkraut），算是發酵食物中最簡單入門的基本款，直譯即為酸高麗菜之意，也就是吃德國豬腳時必備的配菜。發酵，是遠在冰箱出現以前，傳統飲食中儲存食物的方式，經過乳酸菌及多種微生物菌叢自然發酵的德國酸菜，不僅大大的增加了風味與香氣，營養價值也因而提高，且更有益於人體的吸收。

德國酸菜的好處：

❶ 大量的葉黃素和玉米黃質，保護視力、促進眼睛健康。

❷ 豐富的維生素 B_{12}，有助醣類、脂肪、蛋白質的代謝正常，亦可維持神經系統健康並穩定情緒。

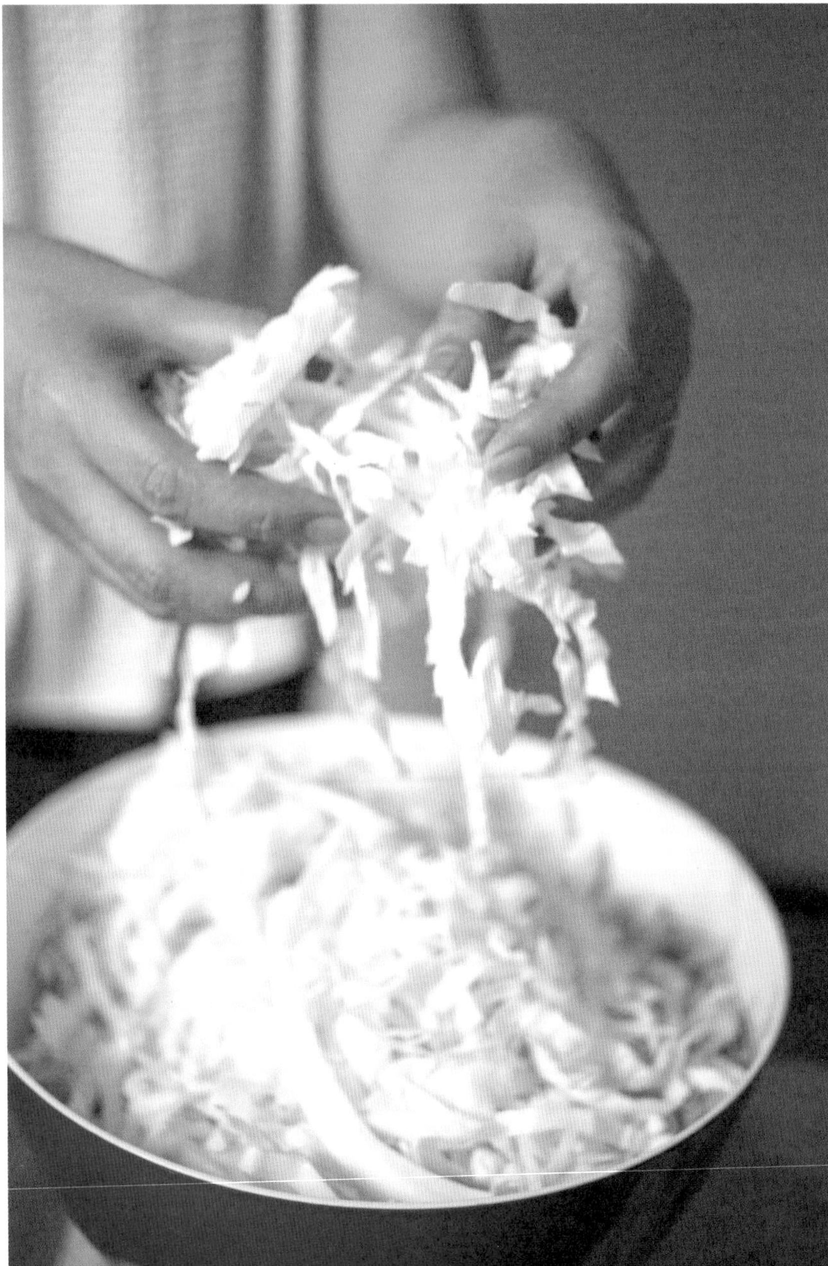

❸提供人體必需營養素、超強抗氧化物的維生素C，有助人體修護、合成膠原蛋白、強化免疫力。

❹很好的必需礦物質來源，如鈣、鉀、以及鎂等。

❺補充益生菌的最好方法，助消化、平衡腸道菌群、使腸胃功能正常。

❻經乳酸菌分解發酵的德國酸菜是零脂肪、低熱量的食物。

德國酸菜汁，是非常好用的整腸健胃妙方，自己也有喝德國酸菜汁來保養腸胃的習慣。因為，在未經高溫破壞的發酵菜汁中，含有一種具抗潰瘍作用的維生素U。可以將德國酸菜的菜汁都集存裝在瓶中冷藏（約可保存兩星期），遇腸胃不適時，調兌適量溫水飲用，極為有效。

特別推薦在晚餐的時候食用德國酸菜。通常晚餐是一天中最豐盛的一頓，然而距離休息的時間太近，往往沒有足夠時間消化所有食物，造成的影響不只是睡眠品質不好，也容易因新陳代謝緩慢而增加體重。若能適量食用德國酸菜，補充酵素促進消化，不但對瘦身有益，也能幫助身體消除一天的疲勞。

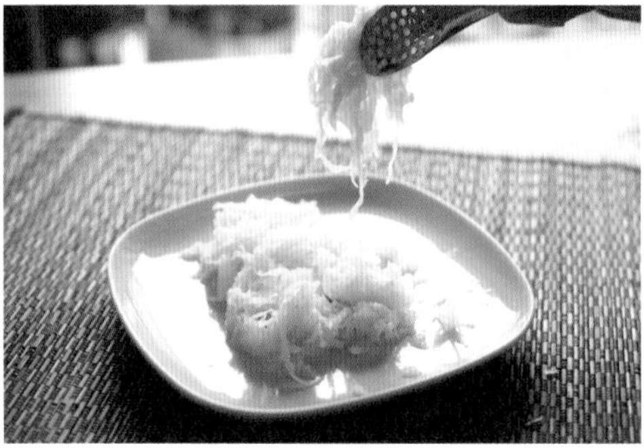

莎拉心廚房

德國酸菜

— 材料 —

高麗菜　一顆（600g）
鹽　12-18g（分量約為高麗菜的2-3%，可酌量調整）
拌菜用的大盆子　1 個
乾淨瓶罐（不能有油）　1 瓶
湯匙或木杵　1 個

— 做法 —

1. 將高麗菜切成細絲。
2. 高麗菜絲放入大盆子，撒鹽後，可用手抓或攪拌均勻，出水後，裝入乾淨的瓶罐。
3. 在瓶罐中，用湯匙或木杵將高麗菜絲向下捶搗、緊壓，使菜汁浮在上面。
4. 汁液要滿至瓶口處，若不夠可加入盆子中的菜汁或一點冷開水，蓋住高麗菜絲，使成無氧環境，不易滋生壞菌。
5. 瓶蓋蓋好，不需扭緊，存放於室內陰涼、無太陽直射處。
6. 通常一星期就發酵完成，口感脆度、酸度剛好時，即可食用。
7. 趁鮮吃完，或進冰箱保存，延緩發酵。

叮嚀

1. 儘管德國酸菜可調整體質，進而減重瘦身，但因為還是要注意鹽分含量，所以每日食用以不超過 100g 為宜。
2. 每次製作新的德國酸菜時，都可將前一次發酵成功的酵水汁液摻入，使好菌的數量足夠、能量更強。

乳香精油

乳香（Frankincense），這個古老，具有美麗回春、延緩衰老功效的珍貴香料，總讓我有種穿越時空的奇妙感覺，像是在數千年之後體驗著古人的不老秘方。這種名為乳香的香料，是來自屬於橄欖科的乳香樹。在收集乳香時，會在樹幹上砍出刻痕或切開樹皮，使分泌出白色乳狀、帶有香氣的汁液，當接觸到空氣後，會慢慢凝固乾燥，變成半透明的乳黃色樹脂，就是乳香樹脂。乳香，也就因其色白似乳、其味馨香而得名。

記得來自盛產乳香的中東葉門朋友提過，他們喜歡像吃口香糖一樣的咀嚼乳香樹脂，也時常會在早上喝用熱水浸泡過乳香樹脂整夜的乳香水，據說可藉此保護眼睛、口腔、牙齒，並增強免疫力、促進整體健康。難怪，印象中幾位阿拉伯朋友都有著一口特別潔白漂亮的好牙。

而經蒸餾提取自乳香樹脂所得的精華，就是乳香精油。常用於祭祀薰香的乳香精油，完美的將清新的柑橘類果香，加上松樹的木質芳香，融合成平和、寧靜的氣味，不但能穩定情緒的焦慮和緊張，消除悲傷、恐懼，且能幫助提升信心。

乳香精油的運用法

乳香精油噴霧

— 材料 —

乳香精油　12 滴
蒸餾純水　1 杯（約 240cc）
伏特加酒　1 杯（約 240cc）
有噴頭的瓶子　1 個

— 做法 —

將所有材料一起調勻，倒入噴瓶中使用即可。

— 使用方法 —

1. 可於睡前噴灑在臥室、床單上，有助眠效果。
2. 隨身攜帶，需要保持冷靜、放鬆情緒時都可輕輕噴灑於頭臉部，調整心情。
3. 當成化妝水使用，可使肌膚緊緻，容易上妝。

薰香

直接將乳香精油滴入芳香擴散器。能淨化、提升空間能量，是很好的迎賓用香氣，適合家中或公司有訪客時使用。開會前先淨化會議室，利用乳香精油安撫情緒，可減少開會時的摩擦、衝突，讓眾人能夠和諧地達成共識。

乳香精油清潔用品

在日常使用的漱口水、牙粉、乳液，或是洗澡水中，滴入乳香精油 1 到 2 滴，直接使用即可。

乳香精油滾珠瓶按摩油

— 材料 —

乳香精油　8 滴

荷荷芭油（荷荷芭油無特殊氣味，滲透性強、不阻塞毛孔，又有保濕、滋潤的效果，非常適合臉部皮膚）　20ml

小量杯　1 杯

滾珠瓶　1 瓶

— 做法 —

在量杯中將乳香精油、荷荷芭油調配均勻後，裝入滾珠瓶，隨身攜帶。

— 使用方法 —

1. 眼睛疲累時，在眉心、眼睛四周、兩側太陽穴，以及後頸部，都均勻塗抹乳香按摩油，有助維護視力健康。
2. 臉上有皺紋、線條、斑點、疤痕，或想要肌膚煥發青春的透亮光澤，都可以用滾珠瓶適度塗抹後按摩。
3. 需要轉換情緒時，可塗抹於掌心，雙手搓熱後，以深呼吸嗅聞，有很好的提振效果。

用油須知

乳香精油具有收縮，活血的效果，孕婦不宜使用。

眉心輪

眉心輪的能量種子：專注

專注，是一種能力，可以經由練習，而越加自然且得心應手，並能培養出集中注意力的習慣。自己很幸運的在幼年還不明瞭專注真義的時候，就已在生活中體驗專注的必須與重要。這兩個經驗一如深井活泉般的，有汲取不盡的力量，讓我日後得以清楚的描述與掌握專注的要點。

颱風過後，溪水暴漲，哥哥領隊，帶一群小蘿蔔頭涉水過溪，哥哥的指令是安靜的手牽著手、腳下踩穩、雙眼直視對岸前方。及腰的溪水湍急，心慌的我只看了一眼，僅這分心的一秒，腳滑了，鞋子沖走了，所幸大家手牽得緊，哥哥立即要求調整目光，鎖定正前方，最後順利橫渡、平安到達。這是一個很紮實的教訓，唯有專注、不分心，才能不拖累大家，救自己的命。

再次更強烈的體會到專注的力量，是用放大鏡對準太陽聚焦，可生熱燒紙的經驗。在減重的過程中，需要將注意力集中在身心合一的美好感覺上。多少次，自己目光飄移、心思亂飛的時候，就會想到只要持續、不偏移的專注，很快就會看見紙開始冒煙，然後出現亮點、光圈。哇！多麼令人熱切期待的結果。

的確，在日常生活中，常易落入不經心的混亂，一切又回到低潮、沮喪、自暴自棄的既定模式，這時只要認知到情緒的變化，就有機會調整。視一切的不悅為對比經驗，感謝這些反差，大大的幫助自己更清晰的確認、堅定的選擇心中願望。這樣的過程，會在大腦內留下紀錄，同時開始改變神經迴路。於是，養成了專注的習慣，不論遇到任何事情，都能回到內心。觀察呼吸，並讓紛飛的思緒停擺，由大腦的前額葉皮質發揮注意力，調控認知功能，決定專注在保持好心情。

專注力的練習：

對自己的專注 學習傾聽自己的心聲，察覺自己的念頭與伴隨而來的感覺，進行篩選、釐清、排列分類事物的優先順序。善待自己，以情緒感受作為內在引導的指標，是輕省心力、一切圓滿的關鍵。

對別人的專注

物以類聚，人以群分。頻率相似的人會互相吸引、聚集，因此當我們越是能平和接受自己，對於身邊的人，也就越能以同理心去面對、了解，真誠回應，共同成長。

對外在的專注

凡事往好處看、往好處想，相信一切都會往好的方向發展。保持喜悅、平穩的情緒能量，能充分理解眼前現實，往長遠寬闊廣大、無限潛能的未來看，著眼在解決與創新。對於不希望落實體現、成為具象，或實際經驗的事，做到不想、不聽、不看、不評論。很自然的，正面積極的情緒，會帶來更多的專注、創意，也能幫助我們處事圓融。

透過以溫熱雙手在頭、臉部，特別是兩眼之間的眉心處輕揉按摩，可幫助集中精神，增加血液循環，暢通滞塞的能量，使頭腦清明、眼睛有神，發揮心念專一的最大影響力。

減重心法
EFT 情緒釋放技巧

舊金山的自由多元，意味著凡事都有可能，著實豐富了我的生命，也柔軟了我的心，更讓我大開眼界！抱持著寬廣不設限的態度投入舊金山的生活，任何自助、自療、自救和養生的選項，都有機會接觸，真是有著如入寶山，收穫滿載之感。

學習ＥＦＴ（Emotional Freedom Techniques）——情緒釋放技巧，亦稱輕敲（Tapping）的經驗，幾乎使我對人體的認識、以及不適症狀的本質完全改觀，清楚認識到身心一體，情緒和疾病之間的關聯。ＥＦＴ情緒釋放技巧，是一九九五年由畢業於史丹福大學工程系的蓋瑞・克雷格（Gary Craig），根據心理學家卡拉漢博士（Dr. Roger Callahan）的思維場治療法，所發展出的一套消除壓力、化解負面情緒的自我療法。基本原理結合了中醫穴位按摩和現代心理學的精華，以輕敲的方式刺激人體穴位，有如無針針灸的效果，能夠自然、簡單、有效的解決各種困擾，達到紓解、平衡身心之效，在歐美國家得到極大的關注與廣泛使用。

EFT操作方法

根據神經科學研究指出，潛意識影響了百分之八十五的人類行為，掌控我們的抉擇。當情緒激動時，若是未經清除化解，就會進入潛意識，並在對應的經絡點上形成氣結，之後會有如直覺反應般的重複出現，阻撓我們和美好形象合一。譬如有些人習慣忙碌緊湊，似乎抽不出好好吃飯的時間，其實是因為潛意識裡不敢面對內心的癥結，因而產生的障眼法。

EFT就是溫和、有效的和自己的潛意識溝通，在完整、全然的接受中，釋放受創、自我設限等負面認知，通常在三、五分鐘之內，就能感覺釋懷、平靜。EFT是每個人都可以學習的自我成長的方法，協助完成夢想、心願。對於減重，EFT也是很有力量、非常有效的技巧。

❷ 眉毛（EB—eyebrow）：兩眉之間的眉心部位，用兩根手指輕敲。

❸ 眼角（SE—side of eye）：眼尾的眼窩骨頭部位，用兩根手指輕敲。

❹ 眼下（UE—under eye）：眼球的正下方的眼窩骨頭部位，用兩根手指輕敲。

❺ 鼻下（UN—under nose）：人中部位，用兩根手指輕敲。

❽ 腋下（UA—under arm）：腋窩下，胸部側邊，雙手左右交叉四根手指輕敲。

EFT 共有 9 個穴位點，包含 1 個設定點和 8 個輕敲點。
輕敲時用食指、中指的指尖，輕敲穴位點即可，不要用指甲。

穴位點

設定點：

❶ 手刀（KC—karate chop），手掌外側邊，與小拇指同側，以手指根部、手掌側邊的後溪穴位置為主。

輕敲點：

❾ 頭頂（TH—top of head）：位於頭頂，用雙手四根手指輕敲。

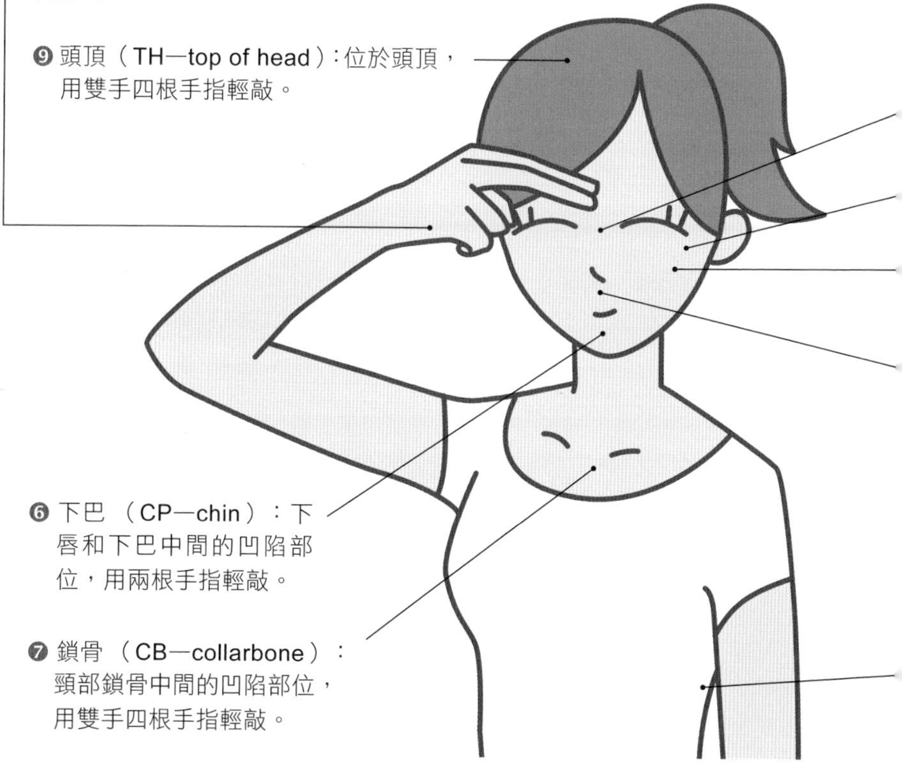

❻ 下巴 （CP—chin）：下唇和下巴中間的凹陷部位，用兩根手指輕敲。

❼ 鎖骨 （CB—collarbone）：頸部鎖骨中間的凹陷部位，用雙手四根手指輕敲。

開始進行

第一步 設定

1. 右手的四個手指併攏一起，輕敲左手的手刀點（左、右手可依個人習慣互換）。
2. 把注意力專注在要處理的情緒、困擾的記憶上，用穩定的聲音重複說設定語句三次，同時輕敲手刀設定點。

「雖然我感到⋯⋯，我願意深深的、完全的接納我自己。」

example

雖然我為自己身材過重感到焦慮，我願意深深的、完全的接納我自己。

「即使想到⋯⋯讓我感到⋯⋯我願意深深的、完全的接納我自己。」

example

即使想到衣服都穿不下，讓我感到丟臉，我願意深深的、完全的接納我自己。

第二步　輕敲

1. 開始敲擊 8 個輕敲點，可用雙手四指，或僅用單手的食指和中指，均可。通常，四指用於⑦鎖骨、 ⑧腋下、⑨頭頂等範圍比較大的部位。
2. 每個輕敲點用手指輕輕敲擊約七次，相當於一次呼吸的長度。
3. 在敲擊每個點的同時，配合正面肯定語句，校正經絡能量的流動。
4. 敲擊順序為從②的眉毛開始，最後返回到⑨的頭頂，是一個完整的 EFT 循環。

正面肯定語句：

我知道我很願意改變。

我相信自己可以改變。

我值得花時間照顧自己。

我享受一個人的安靜。

我有開朗的個性。

動頭 行舌 重吐 減

生活中快速的步調和過度的感官刺激，導致太多的情緒緊張和憤怒，使得我們會不自覺的緊咬牙關，造成面部表情不協調，外顯可見的國字臉、肉餅臉，都只是內心非常渴求平靜，太多壓力需要清理、釋放的訊號。透過有意識地練習吐舌頭，可以放鬆臉頰、嘴唇、舌頭、下巴、頸部的肌肉。藉著對外在容貌的觀察，真誠面對內在，重新恢復、建立美好的自我形象。當然，也一定會收到相由心生的附帶好處，不僅生活中的整體壓力減輕，也會擁有漂亮緊緻的蛋型臉。

吐舌頭對修飾臉型的幫助：

改善皺紋 積累多年，使得臉部憔悴顯老的表情紋，可藉由吐舌頭平撫並延緩線條、皺紋的加深。

釋放壓力 不自覺的壓力，常使得臉部線條僵硬緊繃，顯現出不友善的距離感。吐舌頭能有效緩和肌肉緊張，舒解慢性頭痛、頸部不適。

回復彈性 吐舌頭是一種促進臉部血液、氧氣循環的肌肉運動，可刺激膠原蛋白的生成，使肌膚緊實，進而調理修飾臉型。

V型小臉 吐舌頭可雕塑臉頰輪廓，放鬆咀嚼肌，打造V字形的臉型。

提升自信 從能夠自在的面對、接受各種不同角度、容貌的自己，到看見練習後的進步與更加柔和的改變，內心會時刻充滿喜悅和信心。

練習時，可在鏡中觀察自己吐出舌頭時臉部骨骼、肌肉線條和頸部肌肉的變化，意念專注在這些部位，與內在的美好自我合一。

練習吐舌頭：

❶ 採取坐姿，跪坐或盤腿坐均可。
❷ 調勻呼吸，保持放鬆。
❸ 深吸氣，閉上眼睛。
❹ 延長吐氣，睜大眼睛，抬高眉毛，嘴巴張大，慢慢的吐出舌頭，盡量伸長，感覺可以接觸到下巴一樣。
❺ 保持這個姿勢五到十秒，使舌頭完全的舒展。
❻ 每次練習可重複十到十五次。

動行重減
覺睡

提到減重，大多數人似乎都認為，非要努力刻意的吃點苦頭、受些罪，才能掙脫體重，然而，真相竟是如此簡單：只要好好睡覺，就能輕鬆瘦身。

睡覺對減重的幫助：

❶睡眠時間是身體修復、活化的階段，同時分泌荷爾蒙瘦素，可加速脂肪代謝、調節食量。

❷肝臟的排毒與脂肪分解，都必須在熟睡中進行，若是熬夜或睡不夠，很容易造成內臟脂肪型的肥胖。

❸睡眠不足或品質不好的人，身體會分泌過多的壓力荷爾蒙皮質醇，引起脂肪的儲存堆積和食量暴增，導致過重。

❹積欠睡眠債，使新陳代謝率遲緩，身體熱量的燃燒減慢，也會造成便秘，導致體態臃腫、肥胖。

除此之外，睡覺對提升整體健康與美麗容顏的保養，也都有極大的正面功效。從中醫的角度來了解睡眠，人體的氣血運行配合著十二個時辰，子時夜裡十一點到凌晨一點，是屬於膽經的循環，這時旺盛的氣血走到人的頭臉部位，此刻若已入眠熟睡，可幫助滋養臉部肌膚，打造粉嫩水潤的好氣色，以及飽滿的蘋果肌。到了丑時，凌晨一點到三點，肝經充分的循環後，膚色變得白皙透亮、雙眼晶亮有神、視力清晰。

養成早睡早起的習慣後，發現每天睡到自然醒的快樂與各種好處。不再有被鬧鐘嚇醒的起床氣，而且精神飽滿，對事物的理解觸類旁通、時有創意，工作有效率，好像換了個人似的聰明、開朗。最奇妙的是，以前要用厚重粉底掩蓋的膚色暗黃不勻、黑眼圈、下眼袋、浮腫眼皮，以及胖大腫脹的肉餅臉，全都消失！

好好睡覺有一些訣竅，像是睡前泡腳、助眠音樂、精油放鬆等，都是有效的好方法。自己最喜歡的則是在晚上八點熄燈，一方面減少對松果體的光害，增加松果體分泌充足的褪黑激素，幫助深沉入眠，另一方面，在需要照明的地方使用蠟燭台，如浴室，藉著柔和的燭光來活化松果體，使睡眠品質更好，亦可收平衡左右腦、開啟潛能之效。

萬一遇到失眠、睡不著時，放輕鬆的做腹式呼吸，專注在身體平躺、舒服的感受上，不擔心睡不夠或為明天的行程掙扎，相信身體的韻律，自有其智慧與調節需要的功能，一放鬆就睡著了。祝福大家都好睡好瘦。

第七章

茶。

水是一切生命的泉源，多喝水，讓水分滋養細胞，全身充滿能量！

多多喝水，滋養全身輕鬆瘦

認識水對人體的重要性

人和水有親密不可分的關係，自胚胎開始就在母體內羊水的孕育、保護中成長，初生嬰兒的含水量高達體重的80%。水的確是人體維持正常生理功能必需的元素，大約佔人體重量75%的水分當中，分布比例最多的是血液佔90%和大腦的85%，因此口渴的感覺，是人體需要補充水分的調節方式。除了血液需要大量水分，各種體液也都由水組成，因此，人體若缺水，食物將變得難以吞嚥、分解，新陳代謝也將停擺、體溫失常，一切生理機能都無法進行。這麼不可或缺的水，也是天地間唯一能以蒸氣、水、冰三種不同狀態存在的珍貴資源，兼具能量與物質兩種特性的生命元素。

流動的活水，有著延續生命的神奇功能，其中，自己經歷過最特別的水，就屬在法國南部庇里牛斯山區的露德（Lourdes）聖泉，那是一種僅能以感動和震撼來形容的體驗，飽含著使人痊癒、康復、提升的超級能量水。這與日本江本勝博士於

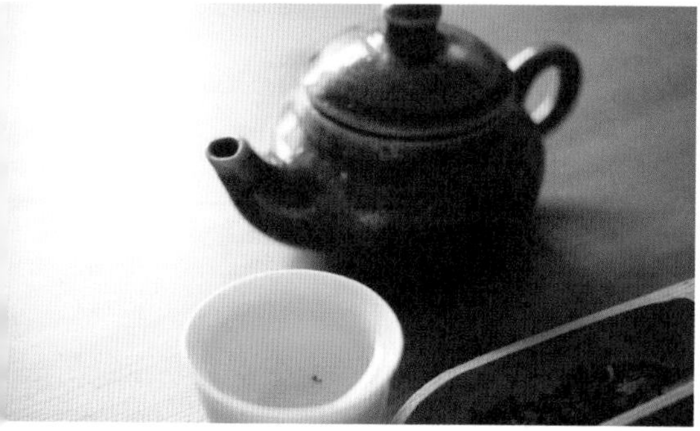

一九九九年所提出的水結晶實驗，互相呼應。我們對水的祝福、相信和正面肯定，會使水的結構改變，並賦予水更強大的能量。

喝水，也是攸關減重成敗的關鍵。其實，很多自以為需要減重的人，大部分都只是水分代謝不良引起的水腫，有幾個特徵可參考：

- 早起臉腫、有雙下巴、眼皮浮腫、下眼袋明顯。
- 舌頭側邊有齒痕。
- 身材不胖，卻有小腹。
- 手腳、下半身容易覺得冰冷。
- 常感到腰背冷、痠痛及胃寒。

其實只要細心觀察飲水的狀況及反應，掌握好水分的適度攝取，通常都能有效減少因細胞組織間積液過多，而引起的身體浮腫。選擇飲用水方面，只要除氯、煮沸殺菌後的都是好水。我們可以將祝福寫在水杯、茶壺上，或是喝水時，用心念祝福，讓水帶著美好的信息，進入細胞，滋養、活化體內的水分，成為充滿能量的生命之源。

養成良好的喝水習慣：

❶使用容量大約兩百CC的杯子，優雅的小口喝水，在嘴裡和唾液混合後，分兩到三口慢慢嚥下。

❷不在剛吃飽飯時喝水、也不在飯前大量灌水。

❸喝不低於體溫的水，運動後流汗、洗浴前後，也都喝溫水補充水分。

❹早上起床，五到七點經絡循行到大腸經，此時喝水有助排便。

❺下午一到五點，經絡走到小腸經和膀胱經，此時喝水也可以促進身體排毒。

❻平均一天喝一千兩百到兩千CC的水，依排尿、排汗量做調整。

天然瘦身食材 樺樹液

樺樹液，有如天然泉水一般珍稀難得的樹汁，潔淨清澈、味道淡雅、微甜的汁液，因其充滿活性物質，營養豐富、且極具保健價值，故有生命之水的稱號。高大、白色的落葉喬木——白樺樹外型格外優雅，是許多文章詩作中愛情的象徵。白樺樹多生長在高緯度的寒冷地區，每年自初春開始，大地開始融雪時，短短的幾個星期，就是採集白樺樹汁液的時候。依循著祖先的作法，在樹幹上切口挖洞，然後小心的插入導管，即可看到透明的液體流出，就是樺樹液。

幾千年來，一直是傳統飲料，亦供藥用的樺樹液，是寒冷北方的福音，當地人會將之發酵為葡萄酒、啤酒、醋，或熬煮成糖漿、糖果來保存。而樺樹葉可萃取油，樺樹皮輕便、防水能造船、製紙，樺樹皮焦油是黏合劑，白樺樹真可說是最有用的樹木之一。在強調天然、返璞歸真的現在，白樺樹的價值更是備受重視。飲用樺樹液的同時，也像是在鼓勵種植更多的樺樹，這與近年來所開始流行的食物森林（Food Forest）概念互相呼應，森林不但能提供源源不絕的食物，也可以保護地球的土壤與水源，讓整個自然環境生生不息。難怪，樺樹液已然成為時尚風潮、健康的能量飲品。

飲用樺樹液的好處：

促進代謝 自根部，深植於土壤中的樺樹液，富含有多種珍貴的礦物質和微量元素，其有效促進新陳代謝、利尿的特性，可助沖洗掉體內有害的毒素、尿酸、並排除體內多餘的水分、減少脂肪，改善下半身橘皮組織的狀況。

免疫力UP 樺樹液中的皂素成分，經營養研究指出具有降低血液中膽固醇、強化免疫系統的功能。

活化肝臟 在北歐、東歐，都有使用樺樹液作為天然肝臟解毒劑的習慣，不僅可中和肝臟內的有毒物質，其所含的豐富礦物質、維生素、糖，有助肝臟的活化。

腎臟健康 樺樹液亦有助腎臟過濾、排除體內殘留廢物，達到深層排毒，順利減重瘦身的效果。

養顏美容 生長於嚴寒乾燥環境的白樺樹，自漫長冬季甦醒後，為準備春天萌發新芽所大量

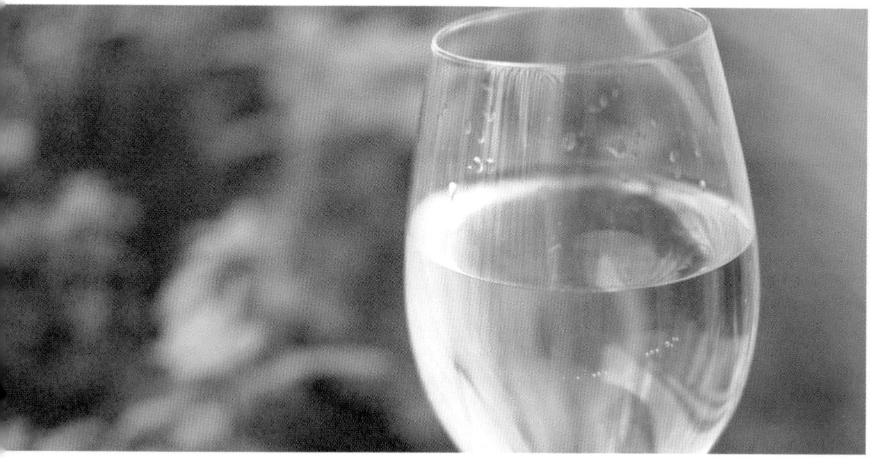

分泌的樺樹液，就像是集所有營養素，如酵素、鉀、鈣、磷、鎂、錳、銅、鋅、鈉、鐵、維生素C、果酸和胺基酸，濃縮而成的皮膚保養品，含有高效的保濕、抗氧化物質，是很多除皺、抗老保養品的主要成分。

牙齒健康

樺樹液中含有木糖醇，可以降低口腔酸性物質，減少病菌滋生，預防蛀牙，促進琺瑯質再礦化，保持良好的口腔衛生。

減少落髮

由於樺樹液中的礦物質、微量元素、胺基酸可活化毛囊、平衡皮脂分泌，因此能減少頭皮屑和脫髮。除了平日飲用樺樹液，也可以用化妝棉沾樺樹液在髮根處作貼敷，並以雙手輕輕按摩頭皮，效果更好。

印象中的白樺樹，是在科羅拉多州的秋天，那滿山整片的金黃！輕撫著白樺樹身上已癒合的切痕，為給予這一切的禮物，充滿活化能量的汁液，獻上感恩。

天然瘦身食材
椰子水

近幾年，在有意識的保護地球、資源共用、友善互動的風氣影響下，掀起一片推廣天然植物水的潮流，包括椰子水、樺樹液、仙人掌汁等水分含量豐富的植物，都成為好水之外的新選項。似乎重新看見老祖先在森林中採集食物的價值。

椰子樹多生長於熱帶、濱海地區，屬於棕櫚科，為單一莖幹生長的多年生木本植物。椰子就是它的果實，一種可食用的核果，由外到內三層，以綠色的光滑外皮、纖維化厚殼、骨質硬殼所組成的果皮，保護著中心的種子與胚乳，我們一般飲用的椰子水就是青綠、嫩椰子裡的液體胚乳。已除去外殼的椰子，在頭部有三個凹下去，較軟的部位，可用刀尖或竹筷穿刺，就可以輕鬆喝到椰子水了。

香甜、清涼、解渴的椰子水，除了含有天然糖之外，也含有其他各類完整、易於人體吸收的養分，是非常受歡迎的健康飲料！

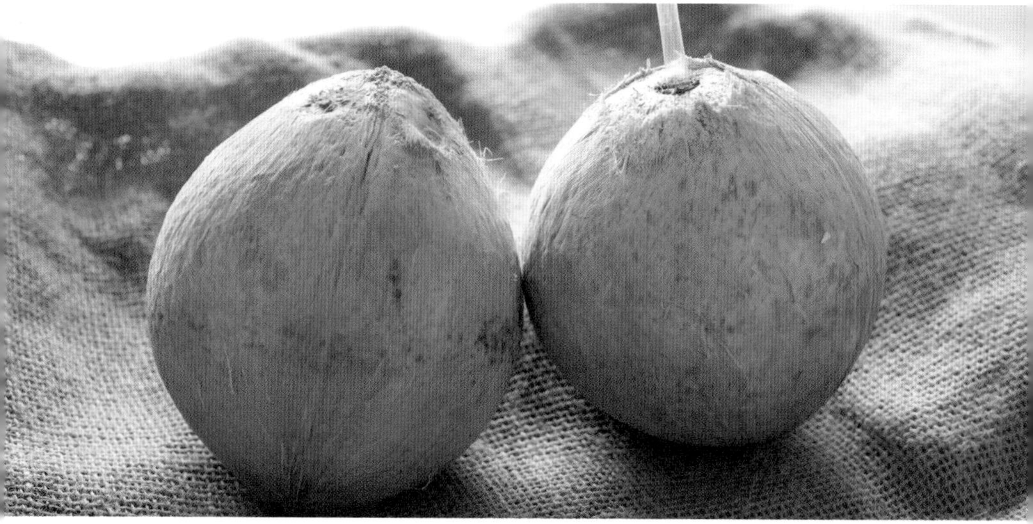

飲用椰子水的好處：

有助減重　低脂、低卡、無膽固醇，含有豐富的礦物質、電解質、膳食纖維的椰子水，可使身體水分充足、血糖穩定、增加飽足感，減少過食。同時，多種天然生物活性酵素能有效促進消化和新陳代謝，還有利尿功能亦可淨化體內毒素、廢物，排除多餘水分，消除浮腫。

完美肌膚　椰子水具清潔、調理、保濕、滋潤皮膚的功效，其中的維生素C和B、月桂酸與細胞分裂素，以及抗氧化物質，都能幫助肌膚除皺、抗衰老。除了飲用，平日洗臉後，可將椰子水當成化妝水，直接塗抹皮膚，能使肌膚光潤、有彈性。於睡前將椰子水輕拍在臉上有痘疤斑痕處，有助美白、淡斑。

保養頭髮

椰子水富含維生素、礦物質和保濕成分，能改善頭皮血液循環、強化髮根，使毛囊健康。蛋白質可滋養髮絲，促進頭髮生長，並具有抗真菌、細菌特性，可預防頭皮屑、頭皮發炎、紅、癢的狀況。洗髮後，可用椰子水潤絲，再以清水洗淨即可，或直接取用少量椰子水，輕輕按摩頭皮及髮根亦可。

椰子水雖然是可以安心飲用的好水，但因為性涼，還是要提醒大家請適量飲用，擔心的人可以用椰子水來煮咖哩、燉雞湯，或是做成椰子水蒸蛋。此外，以椰子水做成的甜品，如西米露、紅豆糕、綜合果汁等，都是消暑又好吃的料理，非常適合夏天食用。

薰衣草精油

幾近透明的淺紫色，入鼻先是一股清涼的青草香，隨即轉為柔和清爽的花香，最後幽幽散出一絲甜果香，啜飲下口，卻帶點微苦的口感，手中這杯薰衣草茶，清淡中自有其妙。薰衣草如今已是無人不知，稱得上是最流行的香氛，舉凡香水、保養品、沐浴用品、清潔產品都沾上了薰衣草的味道，也有各種以薰衣草為食材的糕餅甜點。薰衣草除了氣味芳香，還有許多功效，像是：抗菌、驅蟲、除臭、消炎、止痛、安神、助眠，真的是紫色傳奇！

常綠灌木，屬於唇形科的薰衣草，既是芳香植物、也是藥草，不僅種類繁多，使用的歷史更是悠久，可遠溯至兩千多年前古埃及人的香油膏，以及羅馬人在公共浴池中就有使用薰衣草淨化全身的習慣。然而不同產地、品種的薰衣草，品質上也會有極大的差異。其中的真正薰衣草（Lavandula angustifolia），因為功效好、用途廣泛、香氣清雅，是最受歡迎的一種薰衣草。二十世紀初，法國化學家蓋特佛塞（Rene-Maurice Gattefosse）在做實驗時因不慎爆炸造成雙手嚴重灼傷，此時救了他的神奇精油，就是蒸餾萃取自真正薰衣草花穗的「真正薰衣草精油」。

因為這個事件的啟發，他集結許多醫師以真正薰衣草精油為當時的法國士兵療傷，並於一九三七年出版以法文「Aromathérapie」為名的書，這是歷史上第一次提出「芳香療法」這個名詞。也因為這本書，使得真正薰衣草精油備受推崇，奠定了無可取代的地位。

「真正薰衣草精油」極受重視的另一個原因是，它具有活絡副交感神經的作用，可助放鬆、鎮靜、舒緩情緒，並有抗憂鬱的效果。對於身心不協調所產生的各種不適症狀，如注意力不集中、昏沉、便祕、失眠，在使用真正薰衣草精油後，都可得到很大改善。真正薰衣草精油，還能與其他精油產生良好的協同性，可增多氣味的層次感，且使功能加乘，是調油時用來連結其他精油的最佳選擇。

我自己最喜歡將真正薰衣草精油運用在頭皮保養，和護髮、生髮方面。在因壓力、緊張造成思緒紛亂、腦袋打結時，我會幫自己按摩頭皮，很快就會感到神清氣爽、靈感湧現，藉著調節頭部的血液循環加上真正薰衣草精油的幫助，促進頭皮健康、頭髮生長、同時減少頭髮掉落，還可改善頭皮屑。

薰衣草精油的運用法

用薰衣草精油護髮

— 材料 —

真正薰衣草精油　15 滴

椰子油　2 大匙（TBSP）

※ 椰子油也有極好的護髮效果。

— 做法一 —

1. 將以上材料均勻混合後，隔水溫熱。
2. 用熱油按摩頭皮、髮根，戴上浴帽。
3. 大約一個小時後，清洗乾淨即可。

— 做法二 —

直接將真正薰衣草精油滴入洗髮乳中使用，比例為兩大匙的洗髮乳中可加入 15 滴精油。

用油須知

1. 孕婦、哺乳期、嬰幼兒不宜使用真正薰衣草精油。
2. 正接受醫療、服用慢性病藥物者，在使用前請諮詢醫師或專業芳療人員。
3. 使用前，請先將按摩油塗抹在手肘內側，測試是否會引起皮膚炎、發癢等刺激。

頂輪

頂輪的能量種子：隨順

從呱呱墜地、娃娃學步，一路走來，我們都是擁有宇宙祝福、完整完全的一個人。經過有意識的學習和認知，看見人我之間的不同，面對物質的有限和能量的無限，我們覺察到，所有的經歷、無論好壞，都是我們的慣性思考模式成為潛意識信念後，所體現出的結果。生活其實就是個人意識的延伸、自己就是創造夢想的人，知道這一點，我們就可以開始替自己的生命改寫劇情，說不一樣的故事。頂輪的能量是隨順，向上提升，進展到人體的第七個能量中心，頭部最高點的頂輪，正是在這裡，我們連結天地，真正感受到天地物我為一體，於是敬畏、善待所有的生命，開啟永恆的幸福和無窮的智慧。

一切都像水往低處流一樣的自然隨順，放下必須成為眾人矚目焦點的堅持，少了對立時壓倒性的霸氣，狹隘、封閉的心就會有一個更大的格局。合一，使我們成為連結彼此的橋樑。共感，讓我們總是輕鬆，毫不費力的和平相處。

隨順的生活，我們可以這麼做：

節氣飲食 太陽是生命能量的來源，跟著太陽的節奏，自在從容的領受在地、當季的豐盛物產，感恩食材成全我們的生命，共同延續生命的流動。

多晒太陽 適時晒晒太陽會幫助我們獲得維生素D。養成每天在太陽下走路至少三十分鐘的習慣，有助開啟頂輪，領受祝福。走路是最自然的運動，透過對腳底反射區的刺激，可強化下半身的肌肉、提高新陳代謝、燃燒多餘脂肪。目光遠眺的同時，將注意力轉移到大自然，忘掉煩惱，對活化腦細胞，改善憂鬱、沮喪的效果極好。沐浴在陽光中，一如接受太陽的照耀和洗禮，帶給細胞全新的生命能量。晨間、黃昏都是晒太陽走路的好時間，避免早上十點到下午三點有強烈紫外線的時段。

頭部按摩 按摩頭部是開啟頂輪很重要的動作，可釋放積壓的情緒和負能量，對身體的慢性疼痛有很好的消解效果，同時可以使心智安靜、恢復清明，以接受更高層次的指引與帶領。頭部按摩有提神醒腦、降壓止痛的作用，所以建議在白天時間練習較好。頭部按摩可使全身氣血順暢，也非常適合在晒太陽的時候進行，邊晒太陽邊按摩頭皮，可幫助身體更有元氣，充滿正面能量。

開啟頂輪

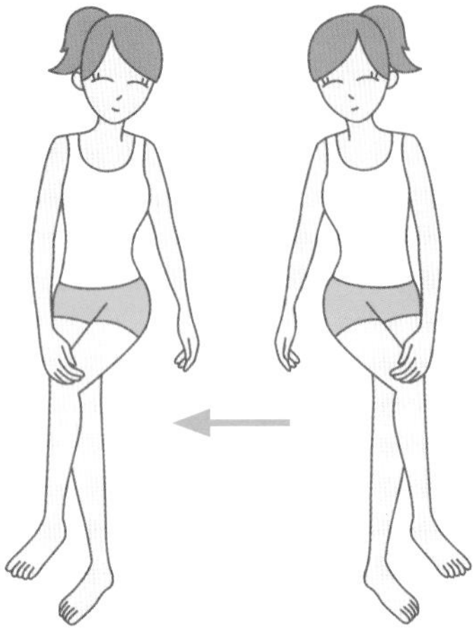

交叉踏步

使身體兩邊的能量互通，左右腦訊息交流，藉此充分發揮身心合一的潛能與智慧。

①原地踏步，雙手擺動起來。

②抬起右臂和左腿，以右手掌心碰觸左膝。

③抬起左臂和右腿，以左手掌心碰觸右膝。

④重複抬腿、甩臂的動作，儘量使手腳擺動的動作大到可以跨越身體中線，到身體的另一側。

⑤持續動作 20 次或是 3-5 分鐘。

⑥踏步中保持以鼻吸氣、嘴吐氣的呼吸方式。

頭部按摩

①雙手十指彎曲，以指尖從髮際、頭頂、兩側、後腦開始，輕輕按揉頭皮。

②避免用指甲及施力過重。

③前後左右的來回按摩約 10-15 分鐘，直到感覺頭部有血液循環後的溫熱、放鬆感。

④日常工作、生活中著重視覺、思緒過多的習慣，會使能量、血液都積聚在頭頂，透過頂輪按摩，梳理、釋放後，頭腦、視力的清晰程度都會增加。

⑤頭部按摩過程中，保持用鼻子吸氣、嘴巴吐氣。

叮嚀

頭部按摩有提神醒腦的作用，建議在白天時間練習較好。

法心重減 禱祈福祝

祝福祈禱，是將心中每一個願望像種子一樣栽種在潛意識裡，允許自己接受祝福。就像是在潛意識的沃土中播種，滿懷信心的知道我們的願望必將開花結果，並準備好迎接收成。

當我們把心願清晰的透過祝福祈禱表達出來的同時，即是用意念與無限的能量場結合，開啟強大的力量，整個宇宙的創造活力都會受到吸引，為成就我們的願望聚集。將自己的願望完全交託後放手，無須憑己力試圖修復情況，或嘗試解決問題，不做任何疑猜、控制，翻土查看進度反而會揠苗助長，只要保持好心情，允許一切發生、展現。

事實上，祝福祈禱就是在為領受恩典預做準備，也是校準情緒能量的第一步。就好像是遇到任何挑戰時，我們可以先穩住、不急著出招，安靜的祈禱眼前的狀況，是為了成就我們最大利益而存在，以一切都會很好的態度來面對。透過祝福祈禱使自己的心念專注在自己的優勢上，如此可發現越來越多有利於我們的條件，當心情得以調適、轉換成喜悅的能量時，自然會吸引來更多的助力。

以巴拿馬運河來做具體描述。巴拿馬運河利用閘門開關調整水位高低，幫助來往船隻在上下相差二十六公尺，約九層樓高的複雜地形，像坐電梯一樣的垂直升降來上山、下山。利用關閘蓄水來提高水位，藉著水漲船高的上升一層、一層又一層。同樣的，反方向也是如此逐步下降。就是利用這種方式，大郵輪僅需停留在原地，藉著水量的調控、水位升高，即可進入下一個航程。

連結宇宙的能量，就像聽收音機調整頻率一樣，如果設在AM，一定聽不到FM的頻道，調在貧窮、疾病，也絕對接收不到富足、健康，因此，我們沉著的祝福祈禱，會集中提升我們的能量，像是腳下有了墊腳石似的讓我們的高度提升，與心中的願望對齊，輕鬆駛入心想事成。

很多時候，當我為減重成效不彰，事與願違而感到灰心、不耐煩時，就會以巴拿馬運河的畫面來提醒自己。祝福祈禱後，猶如進入水道，要有一切已經啟動的確信。不需再緊盯著體重計、捏著大腿發愁，而是放輕鬆的轉移關注力，在日常生活中升起五感天線、完全打開心靈，並保持好心情。當到達渴望的高度時才能夠看得見、接收得到，順利連結、合一。

祝福祈禱的重點

從愛出發　當我們為自己或他人祈禱時，要相信每個人都有連結宇宙能量的能力，肯定所祝禱的一切將會圓滿完成。

example

祝福祈禱時，要用正面語句敘述：

○我祝福自己所吃的每一口食物，都將滋養身心，成為我美好的助力。

祝福祈禱時，不要使用負面語句敘述：

╳　我希望自己不要吃太多垃圾食物，越吃越胖。

與自己和平相處、與過去和解　祝福自己看見每一個經驗的價值、生命的意義，讓每一個故事都轉化為成長的資源。

example

我為肚子上的贅肉祝福祈禱與感謝，這是身體在我不懂得善待自己、暴飲暴食的時候，為了保護我所產生的結果，也是養成我關心飲食好習慣的關鍵。現在可以功成身退的卸下重擔，恢復輕盈。

相信一切都是最好的安排　祝禱，帶來身心安適的感受，每一步、每一個決定，都充滿平穩喜樂。

example

我為即將展開的今天祝福祈禱，達成理想所需的貴人、助緣、良機、好事，都會順應而生。

看見美好、吸引更多美好　知道自己被愛、備受祝福，可以從鑽牛角尖的極端釋放出來，享受海闊天空的大美。

example

我祝福祈禱自己有可以看見美好、經驗奇蹟的好心眼，以及說好話、開口讚美的勇氣。

消融負面、沉靜思慮　為許下願望後所遭遇的困擾、阻撓祝禱，成為我們實現夢想的養分，並感謝帶來的提醒及不同視角的洞見。

example

我祝福祈禱自己常面帶微笑，以同理心尊重不同、欣賞獨特，在理解中同步前行。

減重行動
曬太陽

曾經因為崇尚白皙肌膚，使得自己好長一段時間，都刻意躲避太陽。無論冬日暖陽，還是夏季豔陽，都嚴陣以待，將其視為養顏大敵，UVA會老化、UVB會曬傷，盡量遮蔽、防護，最好晝伏夜出、待在屋裡盡量不出門，加上全身包緊緊，像個藏鏡人似的裝扮，鬧了不少笑話。

適度晒晒太陽，對身體有很多好處，甚至能幫助減重。這其中最要緊的關鍵在於，晒太陽是除了飲食攝取及營養補充品外，最好、最充足的維生素D來源。維生素D跟身心健康有密切的關係，有陽光維生素之稱的維生素D，其實更像是人體荷爾蒙，對新陳代謝、骨骼強壯、肌肉力量、體重控制、免疫力的強化、降低體內慢性發炎等都有很大的幫助。

維生素D有助調整體重，則是和瘦素有關，瘦素是一種荷爾蒙，能產生飽足感、抑制食慾、促使脂肪燃燒。儲存在脂肪細胞內的瘦素，在缺乏維生素D的情形下，不能有效釋放，就無法發揮功能，於是造成更多脂肪堆積，導致體重增加。在體重過重的狀況下，維生素D就會更顯不足，因此陷入了惡性循環，非常需要適時、適度的晒太陽來改善。事實上，陽光真是我們減重的盟友。經過太陽紫外線照射後，皮膚內層的膽固醇，會轉化成維生素D，進而促使鈣質完整吸收，當體內鈣質豐富，又可提高基礎代謝率、體溫上升、促進脂肪分解，也能達到有助減重的功效。

睡眠不足也是啟動人體儲存脂肪的訊號。現代人承受緊張壓力，所導致的情緒不佳和睡眠障礙，都能以多晒太陽來改善。陽光可以平衡自律神經，調整生理時鐘，幫助恢復正常作息、舒緩心情。重設生理時鐘最好的方式，就是走到戶外，沐浴在陽光下，藉由眼睛接觸自然光線，保持清醒，充滿活力，夜晚才能擁有良好的睡眠品質。太陽有著超乎想像的奧秘，如此可貴、豐沛的能量，是地球上人類、所有生物最重要、也最基本的生存條件，值得我們珍惜、善用！

練習晒太陽：

建議大家每個星期，儘量抽兩、三天走到戶外晒太陽。每次僅需十五到三十分鐘，就能補充身體所需的維生素D含量。

❶ 晒太陽的時間不要過長。最好的晒太陽時間是上午八到十時，以及下午三到六時，依個人時間做選擇。

❷ 臉部可以做防晒保護，手臂、腿，身體的皮膚盡量接觸陽光。

❸ 晒太陽時不戴帽子，讓頭髮接觸陽光，有助生長。

動笑行大重懷減開

減重，似乎是一件令人感到沉重，很難笑得出來的事情，尤其是身在這個必須以預防超重，來為健康、美麗把關的世代。其實，我們真的可以一笑置之，透過大笑來減重！笑雖是小小的動作，卻能造成大大不同，因為笑能使我們更願意平和的面對生活，充滿自信，身體也會更加主動的卸下多出來的重量。就讓我們一起來體驗專注於開心大笑的練習，享受敞懷大笑的那一刻，忘記恐懼和憤怒，只有歡樂和愛的存在，用歡笑縮小肚腹、融化脂肪、燃燒卡路里，輕鬆瘦身。

盈滿笑聲的生活肯定是充實又有吸引力，像孩子們一樣，打從內心發散出一連串銀鈴似的悅耳笑聲，如同陽光灑下般，充滿強烈感染力。請別再苦笑、搗著嘴偷笑、皮笑肉不笑，我們要輕鬆自由的哈哈大笑。

開懷大笑的好處：

燃燒熱量　根據研究發現，事實上，笑是一個能夠燃燒熱量的運動。強化心血管、增進心跳和血液循環，特別是爽朗的放聲大笑，還能使腰、腹部的脂肪、贅肉減少。

養顏美容 開懷大笑，牽動全臉多達十五條肌肉，有助活化、伸展、放鬆緊繃的面部表情，提升血液循環，使血液、細胞含氧量充足，改善膚色，讓氣色明亮動人。

免疫力UP 笑可以釋放抵禦細菌、病毒的抗體，同時降低壓力對免疫系統的影響。

穩定血糖 研究證明飯後看喜劇可以有效穩定血糖，降低與新陳代謝相關的疾病風險。

減輕發炎 歡喜的笑能增加高密度的好膽固醇，減輕慢性壓力所引起的體內發炎反應。

緩解疼痛 笑聲促進釋放大腦內的化學物質——腦內啡，產生歡欣感，並有止痛的效果。

放鬆肌肉 笑可增加心跳，傳送更多的血流量，循環全身，提高氧氣含量，有助鎮靜情緒、降低肌肉緊繃，是很好的肌肉鬆弛劑。

提高創意 用幽默的方式看待問題，心情好思緒會變得暢通，工作自然更有效率。

是的，一笑解千愁，每天給自己至少十五分鐘的時間，看看喜劇、聽聽笑話，放心的開懷大笑，一邊笑，一邊消耗熱量、放鬆身心、減輕煩惱、忘卻痛苦，減重自然就會成功。

莎拉心廚房的私房食材

想完成一道對身體不會造成負擔的健康料理，天然、安全的食材，是其中最重要的關鍵。在這裡將分享各種可信賴的食材與品牌資訊，讓大家得以認識「莎拉心廚房」美味又健康的幕後功臣。

米

我所使用的米，大多是向臺灣主婦聯盟生活消費合作社購買，此外臺灣自產，來自臺東池上的稻米，品質也相當優良，值得推薦！

天然鹽

有機超市像是柑仔店、天和，他們所販售的，都是非精製，沒加防腐的天然好鹽。天然鹽可分為海鹽與岩鹽，這兩個鹽種並無優劣之分，都是大自然的寶藏。

樺樹液

專門代理有機食材的「擁潔股份有限公司」，有進口芬蘭的樺樹液 NORDIC KOIVU，來自北國大地的樺樹液，現在台灣也買得到。

蘋果醋

來自德國的天然發酵蘋果醋 SCHNEEKOPPE，是直接用新鮮蘋果打汁，經過一年時間發酵而成，沒有加基底醋或是任何菌種，品質相當優良。

八珍甜醋

八珍就是八味中藥的意思，四神與四君子，吃醋同時兼養生，酸甜口味調配得很好。

甘蔗黑糖蜜

甘蔗黑糖蜜裡頭富含甘蔗的營養與礦物質，不但美味，也可以當作平日身體的保養品，早上喝兩大匙可以改善女性常見的貧血問題。

椰子水

建議大家直接購買新鮮的椰子，菜市場和連鎖超商都有販售，倘若需要購買罐裝的品牌，可參考 KOH，這個牌子的椰子水是用原汁包裝、販售，在 Costco 可買到。

椰子油

Celebes是USDA有機認證，菲律賓有機椰子油的第一大品牌，是可以信賴，也是相當受歡迎的牌子。

香草

「土寶貝」是家專門販售香草、手作香皂的公司，他們有提供各式各樣的天然香草。

黑蒜

製作較為費工、耗時的黑蒜，目前在「土寶貝」也能購買，較為繁忙，沒時間動手自製的朋友可以參考。

肉桂

「生元藥行」所販售的肉桂，不但價錢公道，品質也很穩定，是值得信賴的店家。

有機老薑

種植薑很耗地力，一般人會放大量的化肥，「何介臣」是臺東一位生態農場的負責人，他們所生產的老薑強調以自然農法種植，不受化學汙染。

柴

新竹寶山「木炭的家」，生產品質優良的木炭。他們有個很大的炭窯，若到現場可以觀看炭燒製生成的過程，相當有趣。

黃豆芽

栽種於水源保護區，利用山泉水澆灌成長的「百壽芽菜」，天然安全，吃起來更是清甜爽口。

蛋黃油

做起來極為費工的蛋黃油，目前也有較輕鬆的選擇。想要嘗試蛋黃油但又沒有時間的朋友，可參考「嗎哪食品」所販售蛋黃油。

鹽麴

鹽麴製作並不困難，建議大家自己做，但若是真的沒時間，可以參考「穀盛」所生產的鹽麴。穀盛是一家專賣發酵食物的公司，除了鹽麴，同時還有販售醋、味噌。

精油

精油品牌琳瑯滿目，在此推薦「四滴精油」，四滴精油的品質良好，且價格公道，是可以信賴的品牌。

Life系列026

有機減重——開門七件事的自然養瘦法

作者—向學文
主編—陳信宏
責任編輯—王瓊苹
責任企畫—曾睦涵
封面攝影—黃進善
內文攝影—黃進善、施素蘭
封面設計—日日設計 mail:zozodesignerl@gmail.com
內頁設計
插畫—我我設計 wowo.design@gmail.com
校對—王瓊苹、向學文
董事長
總經理—趙政岷
總編輯—李采洪
出版者—時報文化出版企業股份有限公司
一〇八〇三 臺北市和平西路三段二四〇號三樓
發行專線—(〇二)二三〇六六八四二
讀者服務專線—(〇八〇〇)二三一七〇五·(〇二)二三〇四七一〇三
讀者服務傳真—(〇二)二三〇四六八五八
郵撥—一九三四四七二四 時報文化出版公司
信箱—臺北郵政七九至九九信箱
時報悅讀網—http://www.readingtimes.com.tw
電子郵件信箱—newlife@readingtimes.com.tw
時報出版愛讀者粉絲團—http://www.facebook.com/readingtimes.2
法律顧問—理律法律事務所 陳長文律師、李念祖律師
印刷—和楹印刷有限公司
初版一刷—二〇一五年六月十二日
定價—新臺幣二八〇元

國家圖書館出版品預行編目資料

有機減重 / 向學文作 . -- 初版 . -- 臺北市 : 時報文化 , 2015.06
面 ; 公分 . -- (Life ; 26)
ISBN 978-957-13-6284-7(平裝)

1. 減重 2. 健康法

411.94 104008677

ISBN 978-957-13-6284-7
Printed in Taiwan